介護予防のための

認知と嚥下の
練習帳
workbook

小薗 真知子

**熊本保健科学大学リハビリテーション学科
言語聴覚学専攻教授**

三輪書店

推薦のことば

　小薗さんが新しい本を出版されました。今回の本は，これからの高齢社会を見据えての内容で，特に介護予防に視点をあてられての出版となっております。

　認知・言語・嚥下の諸問題についての解説書でもあります。現在，高齢者リハビリテーション医療の立場から，脳卒中，廃用症候群，そして認知症のリハビリテーション医療を3本の柱として多くの課題に取り組まれております。この3つの分野のどの部分におきましても，認知・言語・嚥下の問題が重要でありましょう。

　言語聴覚士であられる小薗さんは，特に言語，会話などの問題にも介護予防へのアプローチを試みられております。会話は最も重要な人と人とのコミュニケーションの手段であります。会話は，快話・壊話・怪話のさまざまな様相をもっています。特に会話は人生の喜びを作ってくれる最も大切なものであります。会話は快話であってほしいと思います。私たち人間は快話をすることで人生を楽しくできるものです。

　小薗さんの今日の出版に心からエールを送ります。多くの方々がご利用いただきますことを心からお願い申しあげます。

2008年4月

医療法人社団寿量会熊本機能病院 理事長
米満弘之

序文

　介護保険領域で日常的に使われる「介護予防」「認知症」「失語症」「嚥下障害」「口腔ケア」というこれらの用語は，どれもまだ歴史の浅いものです。

　ある医師に「介護予防」を知っているか尋ねると，「そういえば聞いたような…。ああ，筋トレするやつね」。

　意味を説明すると「それなら被介護予防だね」と返ってきました。

　「介護予防」という言葉はなんとか知っていても，イコール「転倒予防」すなわち，手足の筋力トレーニングと思っている人が大半を占めるのではないでしょうか。

　人間の行動も思考も脳の活動の産物であることを考えると，介護予防の原点は「脳機能の維持および向上」であるといえます。脳機能の活性化は，ただ単に脳のトレーニングを行えばすむという問題ではありません。脳の機能を良好に保つことと，生きがいをもった活動的な生活は切り離せない関係にあります。

　断片的な情報の洪水の中で，「老いの不安」を抱えている人々へ適切な情報を提供することが，今必要なのではないでしょうか。

　「生理的な老い」を受け止め，前向きに年を重ねるために，まず，脳の働き，認知，言語，嚥下の仕組みを知ることが大切です。そして，本来もっている脳の機能を十分生かして，充実した日々が送れるよう楽しみながら介護予防を行いましょう。

　このテキストは，認知機能に不安をもちはじめた方々の脳の活性化を目的としています。日々の生活のスパイスに，1日5分でも鉛筆を持って脳の活性化課題を行いましょう。

　また，介護保険分野で働く方々が日々の指導教材として利用できるよう，基礎的な説明，介護予防の知識を利用者にわかるやさしい言葉で解説しました。利用者の理解のレベルに合わせて，介護予防についてわかりやすく伝え，予防の意識を高める時間をもちましょう。

　実際に練習課題に入る前にも，その課題を行う意味と目的をわかりやすい言葉で伝えてください。お仕着せでさせられているのではなく，当人が充実感を味わえるように課題をやさしめに調整してください。

　本書は3部構成になっています。

　基礎知識編では，介護予防の基本知識として認知機能とは何か，また，言語と嚥下の働きを解説します。図を見ながら脳と口（口唇，舌，のど）の働きと「聴く・話す・食べる」の仕組みを理解しましょう。

介護予防編では，脳機能維持のために，脳細胞を傷つけず，衰えさせない予防についてまとめました。脳卒中のもととなる生活習慣病，メタボリックシンドローム，さらに，脳の老化を進める生活不活発病の予防法を知り，生活習慣の改善の具体策を考えます。

　実践編は，いつまでも若々しい声で話し，おいしく食べるために，楽しみながらできる「脳活性化」のための練習帳です。認知と言語，発音と嚥下の機能向上を目的とした教材は，「顔の体操」「発声練習」「音読する」「書き込む」「書き写す」「色を塗る」などのドリル形式になっています。

　巻末には，練習を継続するための記録用紙もつけました。

　一人よりも，二人，三人と仲間がいると，楽しんで続けられます。

　ぜひ，興味にあわせて課題に取り組んでいきましょう。

　この本が一人でも多くの方の日々の喜びと介護予防につながるよう願っております。

2008 年 4 月

小薗 真知子

　本書のイラストは関西学研医療福祉学院の学生であった長澤治美さんのご協力を得ました。

言語聴覚士をご存知ですか

　言語聴覚士は平成 11（1999）年に国家資格になった，まだ新しい職種です。
　言語聴覚士は，「言葉」「聴こえ」「飲み込み」にお困りの方々やご家族に対して，ご相談，ご指導をいたします。

【言語聴覚療法の対象】
- 失語症（しつごしょう）：脳損傷のために，「聴く」「話す」「読む」「書く」という言語機能全体に影響の及ぶ障害です。
- 構音障害（こうおんしょうがい）：のど，口唇，舌などになんらかの問題があるため「発音」がうまくいかない障害です。
- 聴力障害（ちょうりょくしょうがい）：聴覚に問題があるため，外界の音や人の話が聞きとりにくい障害です。
- 嚥下障害（えんげしょうがい）：食べたり，飲み込んだりする機能が低下し通常の食事がとれなくなる障害です。
- 言語発達遅滞（げんごはったつちたい）：知的障害や対人的な障害のため言語の習得が遅れます。
- 吃音（きつおん）：言葉の最初が思うように出ない，緊張する場面では特に話すことがうまくいかない障害です。
- 高次脳機能障害（こうじのうきのうしょうがい）：脳に損傷を受けたため，注意・記憶・思考・感情などに障害を生じるものです。

【言語聴覚士の働いているところ】
- 病院（リハビリテーション科・神経内科・脳神経外科・耳鼻咽喉科・小児科・歯科など）
- 老人保健施設
- 訪問リハビリテーション
- 障害児施設・相談所，保育園・幼稚園，学校

【言語聴覚士になるには】
- 言語聴覚士養成課程のある専門学校または大学を卒業し，言語聴覚士国家試験に合格する必要があります。詳細は日本言語聴覚士協会ホームページをご覧ください。

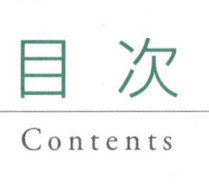

基礎知識編　認知・言語・嚥下の基礎知識

I　認知の基礎知識と認知症
- 脳の構造と働き　言葉は脳の鏡 …………………………………… 2
- 認知の基本となる意識 …………………………………………… 5
- 認知の仕組み ……………………………………………………… 6
- 知覚 ………………………………………………………………… 7
- 注意 ………………………………………………………………… 8
- 記憶 ………………………………………………………………… 11
- 認知症の理解 ……………………………………………………… 13
- 認知症の原因となる主な疾患 …………………………………… 18

II　言語の基礎知識と失語症
- 言語を学ぶ ………………………………………………………… 20
- 言語の仕組み ……………………………………………………… 24
- 『聴く』 …………………………………………………………… 29
- 『話す』 …………………………………………………………… 31
- 失語症 ……………………………………………………………… 34
- 構音障害　失語症と間違えられやすい障害 …………………… 37
- 失語症者理解のための○×クイズ ……………………………… 39

III　嚥下障害と口腔ケア
- 口は健康の元 ……………………………………………………… 41
- 「食べる」ことにかかわる器官 ………………………………… 42
- 嚥下障害とは ……………………………………………………… 43
- 嚥下の仕組みと介助の注意点 …………………………………… 45
- 口腔ケアの意義と方法 …………………………………………… 50

介護予防編　脳の元気を保つ介護予防

I 認知機能低下の予防

- 司令塔の脳を守る……56
- 脳を傷つける最大要因：脳卒中……57
- 傷ついた脳の場所による後遺症……59
- 介護予防の鍵は生活習慣……60
- 生活習慣病……61
- メタボリックシンドローム……62
- 喫煙と生活習慣病……66
- 生活不活発病の予防……67
- 心の健康……70
- 鏡による自己チェック……72
- 笑顔だからいいことが起きる……73
- 脳を元気にするのは………74

実践編　今日からできる介護予防プログラム

I 声を出す　準備・リラクセーション

- 感覚を高める認知課題：リラクセーション……76
- 脳を活性化するための「音読」……78
- 早口言葉を遅口言葉に……89
- 3分間スピーチに挑戦……92

II 字を書く

- 脳を活性化するための「なぞり書き」「書き写し」……94
- 歌の効用　歌詞の書き取り……118
- 新聞の切り抜き日記……119
- 日記課題……120

III 言葉を楽しむ

- 塗り絵単語カード……121
- 言葉の仲間あつめ……129
- 言葉の仲間はずれ……130

	言葉の共通点 ……………………………………	132
	言葉の連想 ………………………………………	133
	対語問題 …………………………………………	139
	慣用句 ……………………………………………	140
	言葉のビンゴ ……………………………………	142
	記憶と知識をためそう …………………………	144
	会話を楽しむ物知り知識 ………………………	146
	五行歌を作りましょう …………………………	148

Ⅳ　昔の記憶

　　昔の写真や絵の活用 …………………………… 152
　　ことわざ　「昔とった杵柄」………………… 154
　　「いろはがるた」……………………………… 156
　　言葉と絵で伝える「昔の道具」……………… 160

Ⅴ　注意と記憶

　　注意力と記憶力を高める　絵カード神経衰弱 …… 162
　　数の認識　注意と集中の練習・発音の練習 …… 163
　　地図の楽しみ「記憶と右脳」………………… 170
　　囲碁ポン抜きゲーム …………………………… 172

Ⅵ　発声と嚥下のための体操

　　嚥下（飲み込み）のための基礎練習 ………… 175
　　顔面のアイスマッサージ ……………………… 177

脳活動記録表の使い方 ……………………………… 178
脳活動記録表 ………………………………………… 179
参考文献 ……………………………………………… 180

装丁・本文デザイン　株式会社トライ

基礎知識編

認知・言語・嚥下の基礎知識

 認知の基礎知識と認知症

脳の構造と働き　言葉は脳の鏡

　人間の言葉や行動は，脳の働きを映す鏡のようなものです。認知症を理解するにあたって，認知機能を営んでいる脳に関する知識を整理しましょう。
　脳は，大脳，小脳，脳幹，脊髄から成り立っていますが，本章では，さまざまな情報を受け取って処理し，運動として出力する大脳についてまとめます。
　大脳は左右一対の大脳半球からなりますが，両半球は脳梁で連絡を保ち，一体となって働いています。

大脳皮質

　大脳の表面は大脳皮質といわれる厚さ数 mm の神経細胞の集まりで覆われています。俗にいう大脳のシワは，内側に入り込んだ部分は脳溝，表面の部分は脳回と呼ばれます。脳にシワがあるのは，大脳皮質の表面積をできるだけ広くとるように進化してきたためで，シワを伸ばした広さは新聞紙1面にもなるといわれます。大脳皮質は，それぞれの役割をもった細胞が地図のように広がっています。

大脳の区分

　大脳半球を前後に分ける中心溝と側面の外側溝を境として，前頭葉，側頭葉，頭頂葉，後頭葉の4つに区分されます。

【前頭葉】
　大脳の前方約半分を占める前頭葉は，運動の指令を出す運動中枢があります。また，前頭前野は，人格，意思，注意などの精神機能をつかさどっています。「計画を立てる」「言葉を話す」など，その人らしく生きていくための中枢です。左下前頭回後部は，意味のある言葉の発声の中枢である運動性言語中枢（ブローカ野）があります。

【側頭葉】
　言葉を聴いて理解する聴覚の中枢と，記憶に関与する細胞が集まっています。左上側頭回後部は言語音の認知をつかさどる感覚性言語中枢（ウェルニッケ野）があります。深部には，海馬，扁桃体などの記憶に重要な領域があります。

【頭頂葉】

　全身の感覚刺激を受け取る体性感覚野があります。その後方の角回，縁上回が損傷されると，文字の読み書きに障害が起こります。「読む」とか「書く」ということは，複数の連合野が一緒に働く一連の行為とされています。ウェルニッケ野を含むこれらの領域は後言語皮質といわれます。

【後頭葉】

　物の形や色を見分ける視覚に関する視覚野があります。左半球は文字の認知，右半球は人の顔の認知に関与している可能性が高いといわれています。

脳の言語中枢

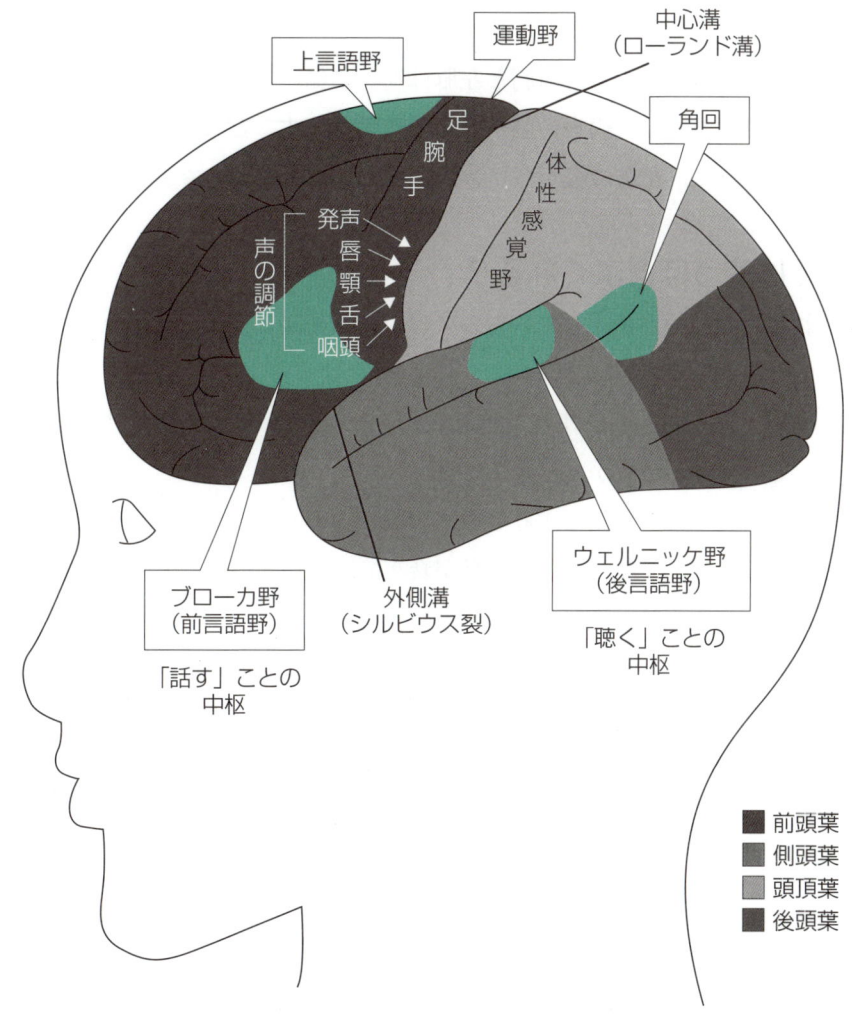

利き手と脳が関係ある？（言語中枢は左）

　脳の運動中枢の働きは左右交差しており，右半身は左脳，左半身は右脳にそれぞれ支配されています。

　一見左右対称にみえる脳ですが，言語や空間の認識に関しては左右差があります。

　右利きの人の約97％は左脳に言語中枢があるといわれています。これに対し，左利きの人では約60％とされています。

　言語中枢とは言語機能，すなわち「聴く」「話す」「読む」「書く」「計算」などの働きをつかさどる細胞が集まっている場所をいいます。前述した，前頭葉，側頭葉，頭頂葉に言語のそれぞれの機能の中枢があります。

　右利きの人の左脳に外傷や病気が起こると，右半身麻痺と失語症が起こる率が高くなります。左利きの人は，言語機能が左右で分担されている率が高いので，失語症になっても回復が良い傾向があります。

　左右の機能に差はあっても，右脳と左脳は別々に働いているのではなく，物事を判断して実行に移すときは，両方の脳が総合的に働きます。どちらの脳が優れているといった問題ではなく，左右の脳がバランスよく働くことが大切です。

脳は使えば使うほどよくなる？

　脳はそれぞれの部分が独立しているのではなく，密接に連携したネットワークとして機能しています。

　手足の筋肉と同じで「脳は使わないと衰える」，逆にいえば「脳は使えば使うほどよくなる」ということがわかってきました。

　高齢者の脳研究では，元気な100歳の人の脳を調べたら，年齢相応の萎縮はあっても，脳の前方の部分，すなわち前頭前野が衰えていないということでした。

　また，ロンドンの複雑な道路を何十年と運転してきたタクシー運転手の脳の記憶領域は，新米の運転手より大きくなっているという有名な研究があります。

　日本でも，100歳の三味線のお師匠さんの脳を調べたら，右手のバチを持つ部分にあたる脳細胞が増えていたという報告があります。

認知の基本となる意識

一般的な意識とは

　外界からの刺激を受け取り情報処理するためには，意識があるというのは必須条件です。しかし，「意識」という用語は，人間の思考の多様さを象徴するように，学問の領域によって種々に定義されています。

　辞書にある「意識」についての説明をまとめると，以下のようになります。

> 1. 心が知覚を有しているときの状態。
> 2. 物事や状態に気づくこと。また，気にかけること。
> 3. 政治的・社会的関心や態度，また自覚。
> 4. 心理学・哲学の用語：思考・感覚・感情・意思などを含む自己意識。自分自身の精神状態の直観。
> 5. 仏教用語：六識の一つ。感覚器官による眼・耳・鼻・舌・身の五識に対し，対象を総括して判断し分別する心の働き，精神の働き。

医学的にいう意識とは

　医学的に「意識がある」とは，脳幹網様体が機能していて覚醒していることで，以下のような基準でレベルを判定します。

> 【JCS（Japan Coma Scale）：意識障害の評価基準】
> Ⅰ 刺激しないでも覚醒している状態（1桁で表現）
> 　1　大体意識清明だが，今ひとつはっきりしない
> 　2　見当識障害がある
> 　3　自分の名前，生年月日が言えない
> Ⅱ 刺激すると覚醒する状態（刺激をやめると眠り込む）（2桁で表現）
> 　10　普通の呼びかけで開眼する
> 　20　大きな声または体を揺さぶることにより開眼する
> 　30　痛み刺激を加えつつ呼びかけを繰り返すとかろうじて開眼する
> Ⅲ 刺激をしても覚醒しない状態（3桁で表現）
> 　100　痛み刺激に対し，払いのけるようなしぐさをする
> 　200　痛み刺激で少し手足を動かしたり，顔をしかめる
> 　300　痛み刺激に反応しない

認知の仕組み

　人は，起きているときはもちろんのこと，寝ているときも，周囲から入ってくる多数の刺激を受け取り，脳で処理しています。

　脳は単独で働くわけではなく，それぞれの機能が複雑に絡み合いながら高度な情報処理をして認知機能を形づくっていきます。

　脳が意識をもち，経験を記憶し，自分なりに考え，言葉を使い，他人と共感できることが，最も人間らしいところかもしれません。

　人が生きていくうえで，他人とのかかわりや周りの環境が重要であるということは，介護予防の基本理念と共通します。

　このような脳の情報処理の仕組みは，知覚をもとにして下図のような関係で成り立っています。

認知過程

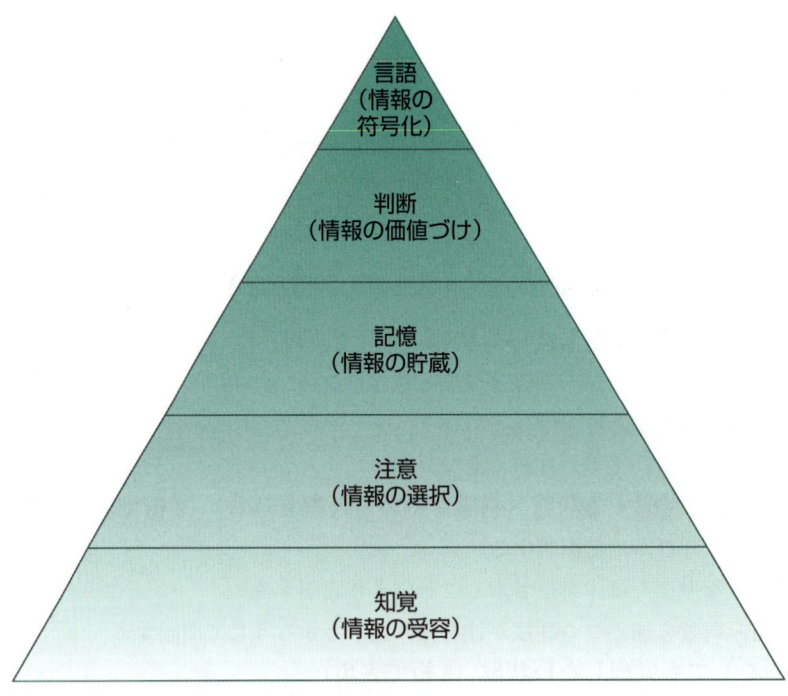

知覚

　私たちは，いわゆる五感（視覚・聴覚・嗅覚・味覚・触覚）をとおして，体内および自分を取り巻く世界を「知覚」しています。

　今，この本を読んでいるあなたは，視覚をとおして活字を追っていますね。では，ほかの感覚はどうでしょうか。
「耳にはどんな音が聴こえてきますか？」
「椅子に体重をあずけている感覚はどうですか？」
「指先がページをめくる感触はどうですか？」

　一度にたくさんの刺激を受けていながらも，すべての知覚を常に意識しているわけではありません。
　質問されたことによってあらためて気づく知覚があることがわかったと思います。
　このように，脳は五感から入る知覚を絶え間なく処理しつづけています。

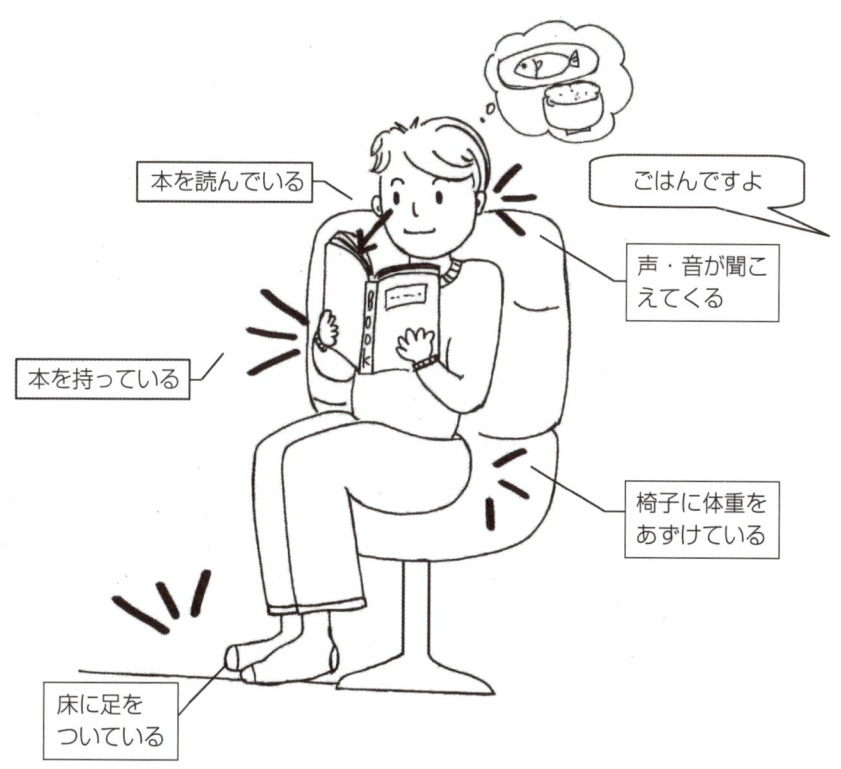

I　認知の基礎知識と認知症

注意

　注意とは，一定の時間，なんらかの刺激に集中する機能です。

　例えば夢中で本を読んでいるときは，ほかの感覚に注意がいきません。

　ところが「プーン」と1匹の虫が飛んできたら，注意はたちまちそちらに向いてしまいます。

　私たちは，常に外からの刺激，体内の感覚に注意を払っています。

　言い換えると，注意を払うことによって，新しいことを学び，安全を守り，他人とコミュニケーションをとっていくことができます。

　脳になんらかの問題が起こると，注意力の低下として症状が現れてきます。特に，脳卒中や脳外傷の後などでは，記憶の障害と同様に注意の障害が社会復帰上の問題になってきます。

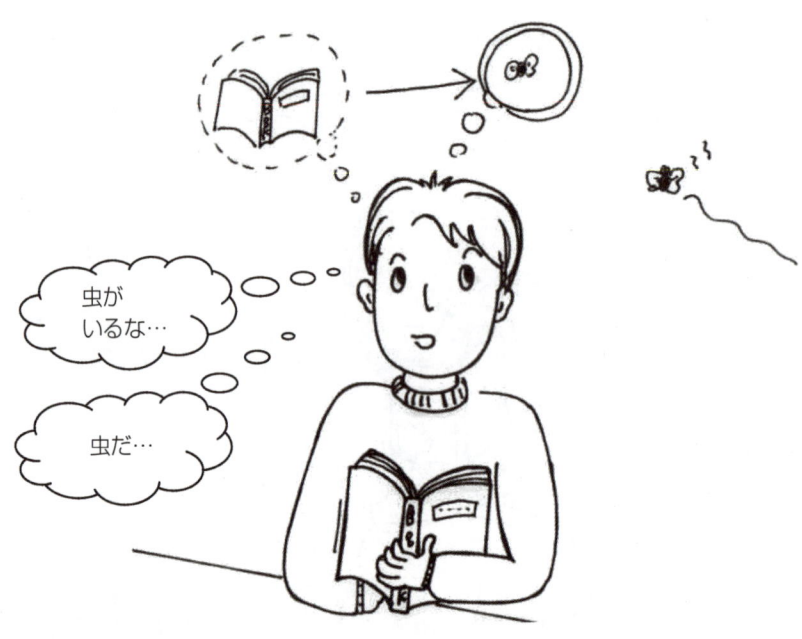

注意に必要な要因

1. 注意の維持：所定の時間，集中する機能

物事をやり遂げるには，一定時間，注意を保つ必要があります。

例えば，本を読むにも，目的の行に注意が保てないと，どこを読んでいるかわからなくなってしまいます。

健常者でも，眠いときや疲労しているときには，注意が低下します。

認知症になると注意の維持が困難になるので，新聞や本などが集中して読めなくなります。

テレビのドラマも複雑なものは楽しめなくなります。勧善懲悪の時代劇などは，話の展開が決まっていること，服装などで役柄が一目でわかることで，認知能力の落ちた人でも楽しめるのかもしれません。

2. 注意の移動：1つの刺激からほかの刺激へと注意を移す機能

次々と入る知覚の中から，その時点で最も重要なことを選びながら，変化していく情報に注意を移していく機能です。

人と話をしていて，話の展開についていけなくなるのも注意の移動の障害です。

車の運転などは，刻々と変わる状況に注意の移動が必要な典型的なものです。

3. 注意の配分：同時に2つ以上の刺激に注意を向ける機能

テレビを見ながらご飯を食べるという簡単な注意の配分でさえも，テレビに集中すると思わず箸が止まるということがあります。

運転中の携帯電話の使用が法律で禁止されたのも，注意の配分の問題で事故を起こす確率が高いためです。

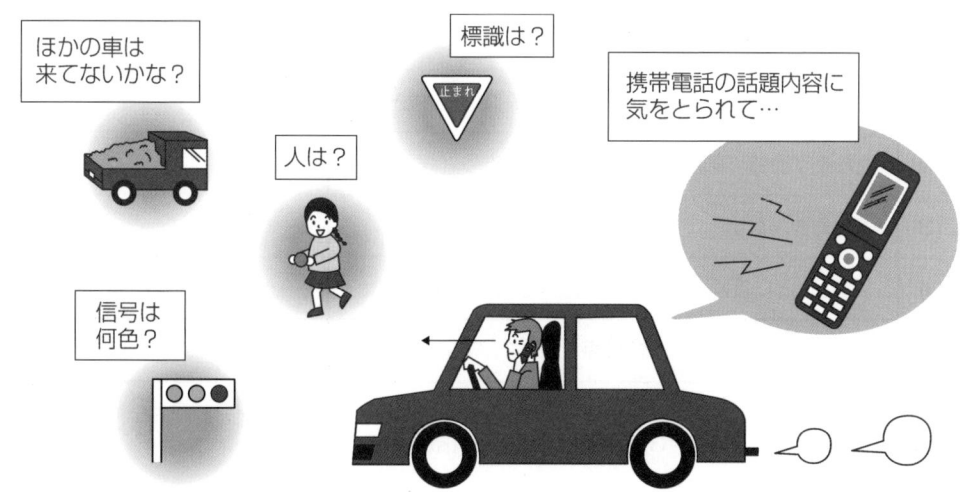

I 認知の基礎知識と認知症

4．注意の共有：2人以上の人が同じ刺激に注意を向ける機能

　相手と同じものに注意を向けるのはコミュニケーションの基本です。注意の共有の始まりである「指差し行動」は，子どもの発達を知る指標です。自閉性の障害をもつ人は，注意の共有がうまくいかないため，コミュニケーションの発達が遅れます。

　家に閉じこもりがちになると，注意を向けたり，共有する機会が減ってしまうので，脳の活動が低下することが考えられます。

　家から外に出て，他人と触れ合うデイ・サービスなどは，注意機能の維持向上にも大いに寄与しています。

＊次の注意スケールを定期的にみていくと，活動性の変化がわかります。

注意のスケール（Ponsford and Kinsella ら）

	項　目	月　日	月　日	月　日
1	眠そうで（活力）エネルギーに欠けてみえる			
2	すぐに疲れる			
3	動作がのろい			
4	言葉での反応が遅い			
5	頭脳的ないしは心理的な作業（例えば計算など）が遅い			
6	言われないと何事も続けられない			
7	長時間（約15秒以上）宙をじっと見つめている			
8	1つのことに注意を集中するのが困難である			
9	すぐに注意散漫になる			
10	1度に2つ以上のことに注意を向けることができない			
11	注意をうまく向けられないために、間違いをおかす			
12	何かをする際に細かいことが抜けてしまう（誤る）			
13	落ち着きがない			
14	1つのことに長く（5分以上）集中して取り組めない			
	合計点			

まったく認められない＝0点，時として認められる＝1点，ときどき認められる＝2点，ほとんどいつも認められる＝3点，絶えず認められる＝4点

記憶

記憶とは

　一般的に記憶というと，個人的な出来事や社会的事件などを記憶しているかどうかを思い浮かべますが，新しい単語や人の名前を覚えること，道具の使い方を学ぶこと，その日の予定を把握して日常生活が滞りなく過ごせることにもかかわってきます。

　記憶とは，「新しい経験が保存され，その経験が意識や行為の中に再生されること」と山鳥は定義しています。

　記憶には以下の3つの過程があります。
　　① 新しい情報を取り込む（登録）
　　② 取り込んだ情報を保存する（把持）
　　③ 保存された情報を取り出す（再生）

記憶の分類

　記憶は言語によって表現できる記憶（陳述記憶）と，行為で再現される記憶（手続き記憶）に大別されます。

【陳述記憶】

　意識的に言語によって表現できる記憶であり，さらに次の2つに分けられます。
　出来事記憶（エピソード記憶）：個人の生活や社会的出来事の記憶
　意味記憶：単語の知識や言語を使うために必要な概念の記憶

【手続き記憶】

　技能，運動学習（例：自転車の乗り方）など，言語には表明されない体で覚える記憶です。

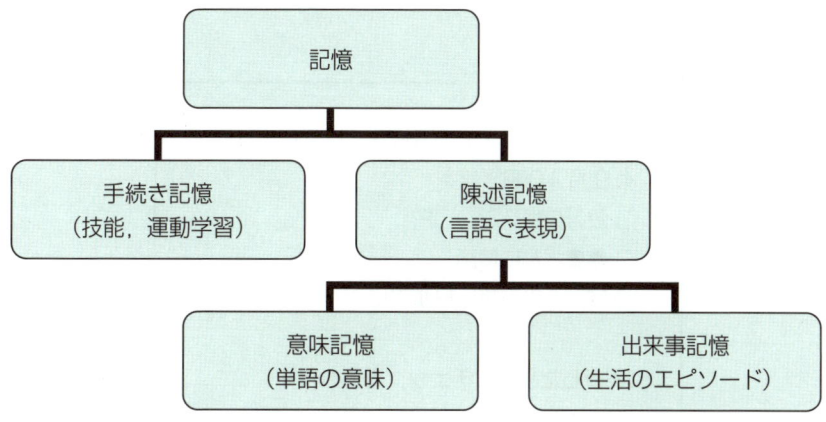

I　認知の基礎知識と認知症

時間的経過からの記憶分類

【短期記憶（short term memory；STM）】

　刺激提示の後，直ちに再生させるもので，従来，即時記憶（immediate memory）といわれたものに相当します。

　検査では数字の復唱がよく用いられ，正常人では7桁（Millerの魔術数；$7±2$）まで再生可能です。4桁以下では短期記憶の障害が疑われますが，注意障害や軽い意識障害でも障害されます。記憶する課題は，数字だけでなく，仮名文字や短い単語でも7個程度は再生可能とされています。

　外傷や脳卒中後に起こる健忘症候群では短期記憶は保たれているのが特徴です。

【長期記憶（long term memery；LTM）】

　情報を受け取ってから，分から年単位という時間を経て再生されるものをいいます。従来の近時記憶（recent memory），遠隔記憶（remote memory）といわれるものに相当しますが，この2つの記憶の時間分類に明確な基準は示されていません。

　大脳は，「長期保存が必要な記憶」と「忘れてもよい記憶」を時間をかけて選別すると考えると，記憶の定着は自発的に思い出す回数やその出来事へのかかわりの程度によっても差が出てきます。

　当然のことですが，記憶の定着は，例えば，地震のニュースをテレビで見たという視覚・聴覚だけの経験よりも，実際に体をとおして揺れを感じた，不安で眠れなかった，という多感覚の経験のほうが強烈に残ります。

　これは学習法にもいえることで，単調に課題を見るだけでなく，手を動かして字や絵を描いてみたり，声に出したり，誰かに感想を伝えることで記憶がより強化されます。

　また，「情報を受け取る→手帳に記入する→それをチェックする」，という一連の流れを習慣化することが，加齢によるもの忘れのストレスを軽減することにつながります。

＊チェック式メモの習慣をつけましょう
≪9月10日予定≫
□ 銀行の振込み○○円
□ ●●さんに電話
□ 同窓会の返事今日までに

（実行したら□にチェックを入れます）

認知症の理解

認知症とは

「認知症」という用語は，従来使われていた「痴呆」が差別的な意味合いをもつという理由で，2005年より改正されました。改正にあたっては，「認知」とは人間の知的機能を表す概念であり，それをそのまま病名とするのはどうかという議論もありましたが，近年，「認知症」は一般にも広く認められるようになりました。

認知症は脳になんらかの広範な障害（脳細胞の萎縮，脳卒中，外傷など）が加わり，記憶，注意，判断力などの知的機能が後天的，非可逆的に低下したために，社会活動や日常生活に支障のある状態をいいます。加齢による記憶力の低下，失語症による言語機能障害，統合失調症による判断力の低下は，認知症とはいいません。

認知症の診断基準

認知症の診断基準として，最も使われている米国精神医学会の「精神障害診断基準第4版（DSM-Ⅳ）」では，以下の5つの条件をすべて満たした状態を認知症としています。

① 記憶障害がある。
② 失行，失認，失語，遂行機能障害のいずれかがある。
③ 上記①，②のために，社会生活（日常生活・集団生活）に支障をきたしている。
④ 上記の状態を引き起こす脳などの身体的な原因がある。
⑤ 意識障害はない。

【用語の説明】
記憶障害：日常生活に必要なことや新しいことが覚えられない状態。
失行：手足の運動や感覚の麻痺はないのに，目的の行動ができない状態。
失認：視覚，聴覚には障害がないのに，対象が何かを認識できない状態。
失語：言語を「聴く」「話す」「読む」「書く」ことが障害された状態。
遂行機能障害：計画を立て状況を的確に把握して柔軟に対応し，目標を達成することが困難な状態。

認知症の特徴的な症状

1．新しいことが記憶できない

　認知症の基本的な障害は記憶障害で，新しいことが覚えにくくなります。症状が進行すると，記憶を保持できる時間が短くなり，食事をしたこと，親しい人が来たこと，旅行に行ったことなどの経験も忘れてしまうようになります。また，忘れたことを認識できないため，事実と違う話をすることがあります。

2．判断の誤りが起こる

　判断の障害は，時系列的判断，抽象的判断，総合的判断に分けられます。

【時系列的判断の障害】

　記憶障害のため，時間の流れの中で物事を判断することができにくくなります。今日が何月何日で，今，食べているのが朝食なのか，昼食なのか，時間の流れの中での判断が難しくなります。

【抽象的判断の障害】

　物事の目的や理由，他人の感情などの抽象的な事柄に関することの判断が難しくなります。例えば，信号の赤や青は見えても，その色が何を意味するか判断できず，赤でも渡ってしまうことになります。

【総合的判断の障害】

　その場の状況を総合的に，的確に判断することも難しくなります。例えば，排泄の場合，尿意をどのくらい我慢できるか，トイレの場所はどこか，自分の歩ける速さはどのくらいか，などが総合的に判断できないと失禁につながります。

3．過去に生きる

　発病以降の記憶が蓄積されず，発病以前の記憶も薄れていきます。このため，例えば80歳の認知症の人の過去30年の記憶が失われると，50歳のときの過去に生きているような状態になります。このため，退職して20年以上経つのに朝になると「会社に行く」とか，子どもは巣立っているのに「子どもに食事を作らなければ」ということを言います。50歳のときの過去に生きている人は，鏡に写った自分の姿を見ても現実の姿と思えず，他人に対して語りかけるような行為に出てしまうことがあります。

4．感情，自尊心，性格は残る

　認知症のために，記憶，注意，判断などの認知機能は低下しても，人の精神活動の一部である感情やプライドは比較的保たれています。感情の抑制が取れることが多い

ため，好き嫌いの表出もストレートになりがちです。性格については，認知症になる前とあまり変わらない場合もありますが，前の性格がより強くなる，あるいはまったく性格が変化してしまうこともあります。

加齢によるもの忘れと認知症の違い

　認知症の初期症状が記憶障害で始まるために，加齢によるもの忘れ（加齢性記銘力障害）を認知症の始まりと不安に思う人が多いようです。

　加齢によるもの忘れは，認知機能全般の障害ではなく，「なかなか覚えられない」とか，「なかなか思い起こせない」といった記銘力の低下が中心です。

　例えば「顔はわかっているのに名前が出てこない」とか「ほら，あれ，あれ…」などと，ものの名前が出てこない「ど忘れ」の状態です。

　生理的範囲のもの忘れの場合は，忘れたことに自分自身で気づくことができて，日常生活は自立しているので認知症とはいいません。

　加齢による「もの忘れ」と認知症による「記憶障害」の違いは，「忘れた事実」の記憶の有無です。

　加齢によるもの忘れでは，財布をどこに置いたかとっさに思い出せなくとも，「忘れた」事実は記憶しています。そして，『ああ，記憶力が悪くなったものだ。認知症じゃなかろうか，なんとか予防しなくちゃいけないな』という認識があることで，判断力が保たれていることがわかります。

　ところが，認知症の状態になると，「財布をどこかに置いた」という事実を忘れて「盗られた」という判断の誤りにつながってしまいます。また，そのような状況を客観的に認識できないため感情の抑制が難しく，他人を攻撃したりして，対人関係にも支障をきたします。

　認知症として介護が必要になる場合は，単に部分的な記憶の障害だけではなく，現実の認識低下，判断の障害などを伴って日常生活動作（activities of daily living；ADL）に支障をきたします。

加齢によるもの忘れ	認知症
記憶の部分的な低下 見当識（日時，場所）の障害はない 記憶力低下の自覚がある 行動異常はない 日常生活は自立している あまり進行しない	体験の全体を忘れる 見当識の障害が目立つ 病識がなく，深刻さがない 幻覚や妄想，徘徊などの行動異常に進展する 日常生活に支障がある 進行する

【認知症チェックリスト】
　早期発見のために,「あれ,おかしいな?」と思ったら,まず,下の質問でチェックしてみましょう。
(この認知症チェック項目は,あくまでも目安です。認知症の診断をするものではありません)
　① 同じことを言ったり聞いたりする。
　② ものの名前が出てこなくなった。
　③ 置き忘れやしまい忘れが目立ってきた。
　④ 以前はあった関心や興味が失われた。
　⑤ だらしなくなった。
　⑥ 日課をしなくなった。
　⑦ 時間や場所の感覚が不確かになった。
　⑧ 慣れた所で道に迷った。
　⑨ 財布などを盗まれたと言う。
　⑩ ささいなことで怒りっぽくなった。
　⑪ 蛇口,ガス栓の締め忘れ,火の用心ができなくなった。
　⑫ 複雑なテレビドラマが理解できない。
　⑬ 夜中に急に起きだして騒いだ。

・3つ以上あてはまった方は,専門医に相談を。
・認知症の診断には……精神科,神経内科,老年科,もの忘れ外来,認知症外来などの専門外来。

(国立長寿医療センターで使われているチェックリスト)

家族が認知症に気づいた変化の発生頻度

　認知症の場合,病気に対する認識が低下するために,自覚症状よりも家族や周りの人が症状に気づくことのほうが多くなります。認知症患者をもつ家族が気づいた初期症状は以下のようなものが挙げられています。

　① 同じことを何度も言ったり聞いたりする（45.7％）
　② ものの名前が出てこなくなる（34.3％）
　③ 置き忘れやしまい忘れが目立った（28.6％）
　④ 時間や場所の感覚が不確かになった（22.9％）
　⑤ 病院からもらった薬の管理ができない（14.3％）
　⑥ 以前はあった関心や興味が失われた（14.3％）

(東京都福祉局：高齢者の生活実態及び健康に関する調査専門調査報告書,1996年9月)

介護保険による認知症の判断基準

　介護保険法での認知症の定義は、「脳血管疾患、アルツハイマー病その他の要因に基づく脳の器質的な変化により、日常生活に支障が生じる程度にまで記憶機能及びその他の認知機能が低下した状態」とされています。

　厚生労働省によると、介護保険の要支援・要介護1〜5の認定者の約半数に、軽重の差はあってもなんらかの認知症があるといわれます。評価にあたっては、以下のような判断基準が設けられています。

【認知症高齢者の日常生活自立度】
- □ 正常
- □ Ⅰ　なんらかの認知機能の低下はあるが、ADLは家庭内・社会的に自立している。
- □ Ⅱa　たびたび道に迷う。買い物や金銭管理にミスがある。
- □ Ⅱb　電話の返答や訪問者との対応など、留守番が一人ではできない。
- □ Ⅲa　日中を中心に、ADLに支障をきたす症状、徘徊、大声、不潔行為などがある。
- □ Ⅲb　夜間を中心にⅢaの症状がある。
- □ Ⅳ　ADLに支障をきたすようなⅢa、Ⅲbの症状が常にみられる。
- □ M　著しい精神症状（せん妄、興奮、自傷、妄想）や問題行動があり、専門的治療が必要。

認知症の原因となる主な疾患

認知機能をつかさどる脳の細胞が障害される原因は，大きく3つに分類されます。

1. 変性性認知症：神経細胞が変性，死滅して起こる認知症（アルツハイマー病，レビー小体病，前頭側頭型認知症）

　完全な予防法や治療法は確立されていませんが，早期発見によって進行を遅らせる試みがなされています。

2. 脳血管性認知症：脳卒中が原因で起こる認知症

　脳血管が詰まったり，破れたりして，神経細胞が障害された部位に応じた症状が現れます。健常な機能と低下した機能の差が大きいのが特徴です。

3. 二次性認知症：脳腫瘍，感染症や頭部外傷が原因で起こる認知症

　甲状腺機能低下症，多発性硬化症，正常圧水頭症，脳腫瘍，慢性硬膜下血腫など，身体疾患が原因となって引き起こされるものです。原因疾患を適切に治療することで，症状が改善する可能性もあります。

認知症の原因となる病気の割合

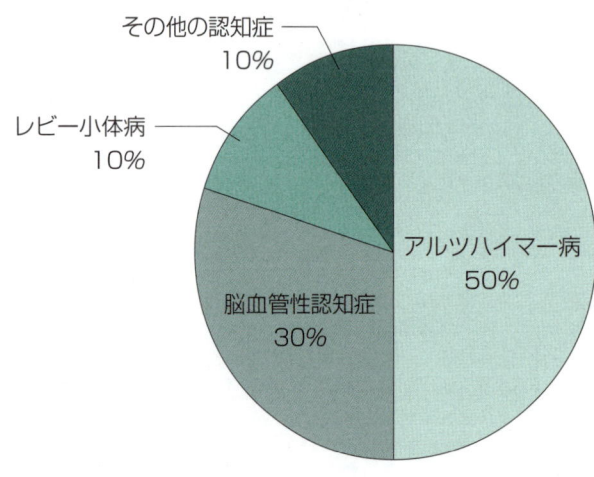

変性性認知症であるアルツハイマー病は全体の約50％を占め，次いで脳血管性認知症が約30％，変性性認知症のレビー小体病が10％と，この3疾患が認知症全体の9割を占めています。

〔福井次矢，他（編）：あなたの家族が病気になったときに読む本 認知症．講談社，2006〕

アルツハイマー病の特徴

　脳を構成している神経細胞が通常の老化よりも速く変性していく病気です。原因は明確ではありませんが，遺伝的要因に加えて生活環境が影響すると考えられています。
・40歳ころ以降，幅広い年齢層で発病しますが，65歳以上で多くなります。
・男女比は1：2で女性に多い傾向があります。
・アルツハイマー病の症状は，脳の変性による中心症状とそれに伴って起こる周辺症状に分けられます。中心症状は，「記憶障害」「時間や場所がわからなくなる見当識障害」「判断力低下」で，経過は，初期・中期・後期に分けられます。

【初期】
　もの忘れから始まり，記憶の障害が進むと，仕事や家事などにミスが目立ちます。前頭前野の機能低下により，自発的に生活の計画が立てられなくなります。

【中期】
　記憶の障害が進み，時間や場所がわからない見当識障害が明らかになります。家庭生活（炊事，洗濯，掃除，庭仕事など）に支障が出ます。脳機能低下は大脳後方部にも及び，家庭では，鍋を焦がしたり，水道の栓を締め忘れたり，一人での留守番が危なくなったりします。

【後期】
　自分の身の回りのことにも支障が出て，家族構成も理解できなくなります。次第に，排泄，風呂，食事に介助が必要になり，認知障害に加えて，身体面も徐々に弱ってきます。身近な人の顔を識別できなくなり，言葉の障害も顕著になります。摂食嚥下の障害も強くなり，経管栄養が必要となることもあります。

脳血管性認知症の特徴

・脳卒中の既往があり，頭部CTやMRIにて，脳梗塞や脳血管の狭窄や閉塞を認めます。
・歩行障害，麻痺，構音障害，パーキンソン症状，排尿障害（頻尿，尿失禁），抑うつ，感情失禁（感情をコントロールできず，ちょっとしたことで泣いたり，怒ったりする），夜間せん妄（夜になると意識レベルが低下して別人のような言動をする）などの症状が早期からみられることがあります。
・症状が突然出現したり，段階的に悪化したり，変動したりすることがしばしばみられます。
・脳血管性認知症は，脳卒中を繰り返すことで悪化していくことが多いため，高血圧，糖尿病，心疾患などの基礎疾患の治療と脳卒中の再発予防が非常に重要です。

Ⅱ 言語の基礎知識と失語症

言語を学ぶ

　言語は，人として生まれたら自然に身につくのでしょうか？

　イルカやチンパンジーにもある種の言語はあるともいいますが，人間のように言語を自由自在に使いこなしている生き物はいません。

　言語は，前節で述べた，知覚－注意－記憶－判断という認知能力が土台になり，思考や感情を音声や文字に置き換えて伝えあう手段です。

　言語の習得は「聴く」ことが基本ですが，母胎内では，障子1枚隔てたくらいの音量で外の音が聞こえるといわれ，赤ちゃんは生まれる前から母親の声を聞いて育つのです。

　そのため，生後間もない時期から，母国語とそれ以外の言語を聞き分ける能力があることもわかっています。

　赤ちゃんは種々の音を知覚する中で，最も頻繁に聞こえる母親の声に注意します。

　授乳のたびに，「マンマ」「オッパイ」という音声が聞こえることを記憶し，空腹が満たされることと「マンマ」という音声は関係があると判断します。

　口を開けたり，閉じたりしていて，たまたま「マンマ」に近い音が出たとき，母親が「マンマ！　マンマほしいの？」と反応してくれるとその記憶回路は強化され，言語の役割を果たすようになります。

　このようにして，1歳前後から単語が出はじめ，3歳までにはほぼ母国語の基本ができあがります。

子どもが言語を話せるようになるまで

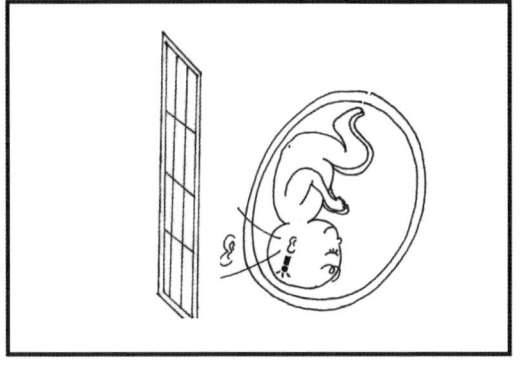

胎児期
障子1枚隔てたくらいの音量で聞こえている

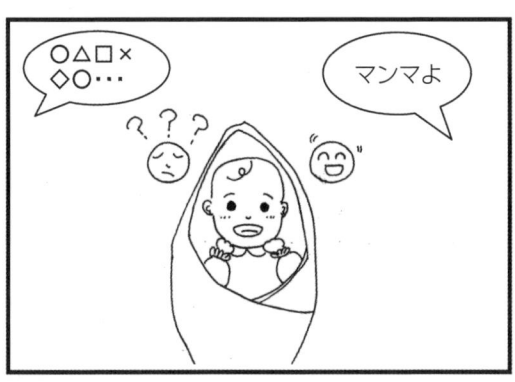

新生児期
母国語とそれ以外の言語を聞き分ける

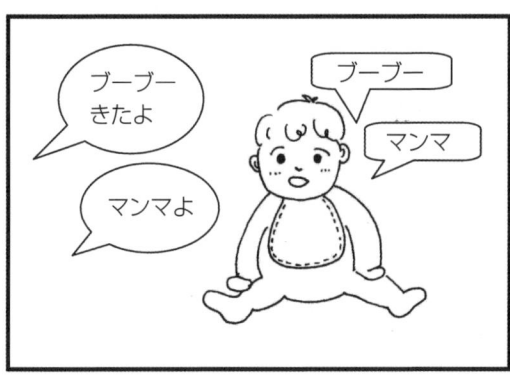

1歳
言葉のシャワーを浴びて，1年目くらいから「マンマ」「ブーブー」などの模倣ができる

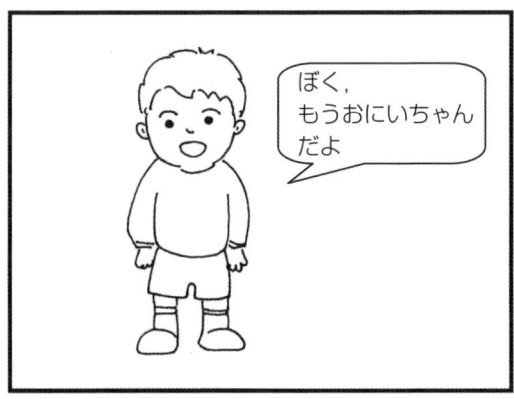

3歳
母国語の基本ができあがる

言語学習は模倣「まね」と反復「繰り返し」から

　人間として生まれたときには，あらゆる国の言語を話す可能性を秘めています。

　赤ちゃんは周りで話される会話を繰り返し聞きながら，いつのまにか生活の中で使われる国の言語を覚えていきます。

　『学ぶ』という言葉が『まねぶ』からきているように，母国語は言葉のシャワーの中で記憶が強化され，試行錯誤しながら話せるようになっていきます。

　日本人の両親から生まれても，外国語の環境で育てられると日本語は話せませんし，逆の場合もありえます。

　また親子で話し方が似ていることがありますが，遺伝的に声帯が似ているだけでなく，話し方，言葉の言い回しなども無意識にまねて学習しているためだといえます。

音読・読み聞かせの効用

　言語の学習が，「まねを繰り返す」ことであれば，大人はそのお手本として重要な役割があります。

　現代は情報化社会といわれていますが，はたして安心して子どもや孫に提供できる情報ばかりでしょうか。

　「ゲームばかりしていて，外で遊ばない」と嘆いても，経済的に買い与えているのは大人です。

　豊かな言語の学習には，生きた人間の言葉が一番効果的です。

　子どもは，基本的に話を聞くのが好きなものです。ぜひ機会を見つけて，読み聞かせをしてみましょう。読むほうも，音読する良い機会です。

　子どもだけでなく，大人にも読み聞かせという場が作れたら，脳の刺激には非常に良いことだと思います。

絵本は三度以上楽しめる

　「絵本は人生で三度楽しめる」という言葉があります。

　一度目は，親に読んでもらう。

　二度目は，子どもに読み聞かせる。

　三度目は，自分のために読む。

　質のいい絵本は何十年も読み継がれています。

　また失語症のある女性は，言葉のリハビリテーションを兼ねて絵本の絵と文字をスケッチブックに模写する楽しみを見つけられました。手作りの大版絵本を施設に寄贈されているそうです。

外国語の学習と脳機能

　年齢が上がるほど外国語を学ぶのが難しいのは，記憶力だけの問題ではありません。生活の中で無心に繰り返す，「まねる」という機会が非常に限られていることも一つの要因でしょう。

　言い換えると，語学上達の秘訣は，正しい発音を聞いてまねることをひたすら繰り返すことです。

　脳を繰り返し刺激することで記憶の回路を作り上げることは，学習速度の差こそあれ，何歳になっても可能です。

　福岡県しいのみ学園の創始者である昇地三郎先生は，90歳代で中国語の勉強を始め，現地での講演にも挑戦されました。「毎朝，ハングル語・中国語講座を欠かさず聴いています」とのことで，100歳を期して，毎年世界一周講演旅行に出かけられ108歳までに10回達成が目標とのことです。

　言語を学ぶには幼いときほど効率的ではありますが，何歳になっても学習の可能性が閉ざされるわけではないということを身をもって示されています。

バイリンガル（2カ国語使用者）は認知症の発症が遅い

　カナダの研究チームが，2カ国語を自在に操る「バイリンガル」は，1カ国語しか話さない人より，認知症の発症が約4年遅いという分析結果を2006年に発表しました。

　トロントにあるベイクレスト記憶診療所を受診したアルツハイマー病など認知症の患者184人を対象に，症状の経過と学歴や職業などのデータを分析した研究です。

　2カ国語をずっと使い続けてきたバイリンガル93人の認知症の発症年齢は平均75.5歳でしたが，1カ国語だけの91人は平均71.4歳で，バイリンガルと比較して4.1年早いという結果でした。

　日本ではバイリンガルという人はごくわずかですが，言語の活発な使用が認知機能の維持と関係する可能性を示唆した興味深い研究です。

　言語が，知覚－注意－記憶－判断－言語という認知システムの最高峰にあることを考えると，言語が認知機能の質と量を左右することも推測できます。

　しかし，知覚－注意－記憶－判断は保たれていながら，言語機能が障害される失語症（後述）という障害があります。

　言語は重要ですが，言葉という記号だけでは表しきれない人の能力があることも認識しておく必要があります。

言語の仕組み

コミュニケーションとは

　人と人とのコミュニケーションは，言葉を伝える人と受け取る人のキャッチボールのようなものといわれます。

　言葉のやりとりは，「言葉の鎖」といわれ，脳で考え，発音し，耳で受け取り，脳で理解するという働きの繰り返しで成り立っています。

　会話の仕組みと発音の方法を理解すると，どのような理由で言語障害が起こるかがわかり，言語障害をもつ人とのコミュニケーションがとりやすくなります。また，健常な人自身も，言語障害の予防やコミュニケーションの能力を上げることに役立てることができます。

言語の鎖

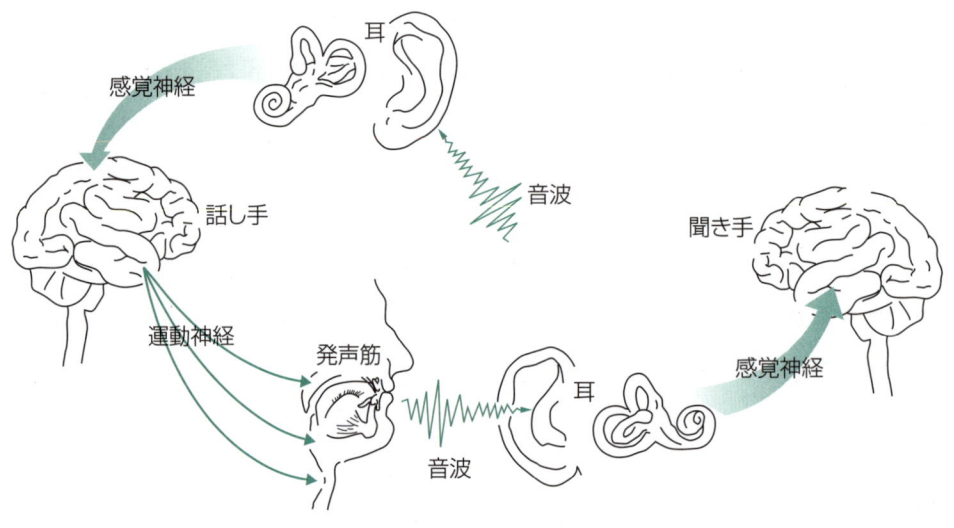

言葉は脳の産物

おしゃべりな人のことを「口から先に生まれてきた」などといいますが，言葉は口だけで話すのではありません。

言葉を話す命令は，脳から出ています。言葉は考えを形にする記号なので，「思っていること」に近い言葉を脳の辞書の中からすばやく選び出しているのです。

私たちが言葉を話すには，「考えを言葉に置き換える（言語機能）」と「発音する（構音機能）」の両方の働きが必要です。

気持ちと言葉の関係は？

日常でも，いいたい気持ちはあるのに，ぴったりの言葉が出ないという経験をしたことがありませんか？

簡単なことは，思ったと同時に言葉が浮かぶように感じるでしょう。しかし，改まった挨拶や微妙な感情などは，言葉を選ぶのに苦労することがあると思います。

また，「あまりの感動に言葉がなかった」「びっくりして声も出なかった」など，気持ちにぴったりの言葉が見つからないこともあります。

年を重ねると誰しも経験するのが，「あれ，……あれが欲しいのよ」「アー，あの人……，ほら，いつもテレビに出てる人……」と，肝心な言葉のど忘れです。

気持ちと言葉は表裏一体のようですが，まったく同じではありません。

「うそ」をつくのは，意図的に気持ちと言葉をずらすという人間だけにできるワザです。

考えを言語で表現する仕組み

　脳で考えたことを実際に発音するまでの「言葉の流れ」を単純に図で表すと次のようになります。

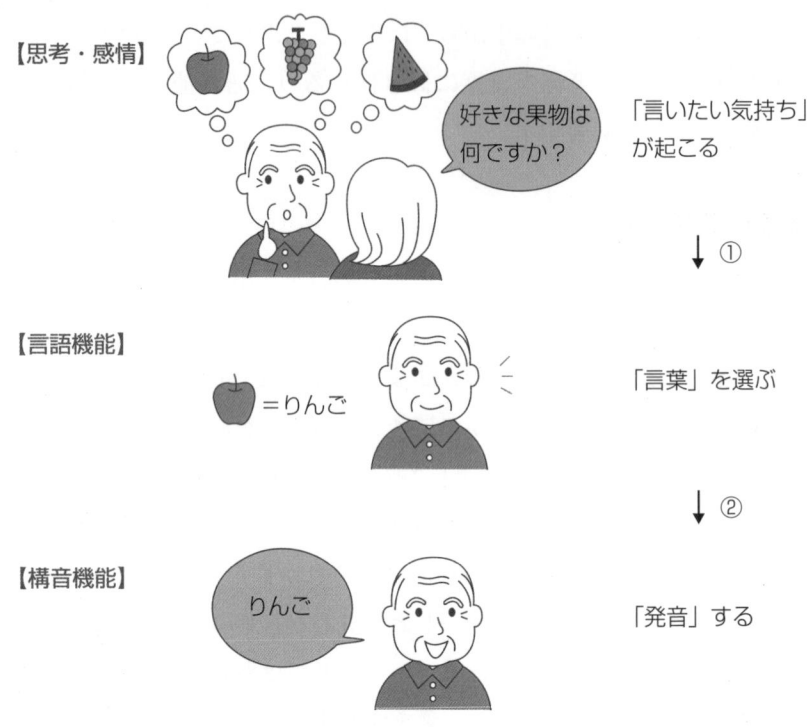

　ふだんは，「言いたい気持ち」が起こってから「発音」するまでの流れは一瞬にして起こりますので，このような脳の働きは意識されません。

　「ど忘れ」や「言い間違い」は，①の部分がうまく働かない現象です。

　いわゆるロレツが回らないという状態は，②の部分がうまくいかない発音の障害です。

日本語の文字の特徴

　人と人とが気持ちを伝え合う方法は，話し言葉だけではなく，文字の読み書きも，重要なコミュニケーションの手段です。

　近年，急速に普及している携帯電話やパソコンを使ってメールを打つ作業も，文字の学習なしには成立しません。

　日本語は，「漢字」と「仮名」という2種類の文字を自由自在に組み合わせていく言語です。

　漢字は表意文字といわれ，文字自体が意味を表しています。

　これに対して，仮名は表音文字で，一つひとつが音を表します。

```
┌─────────────┐   ┌─────────────┐
│             │   │     石      │
│     いし    │   │    医師     │
│             │   │    意志     │
│             │   │    意思     │
└─────────────┘   └─────────────┘
```

　一般的には，「漢字より仮名のほうがやさしい」と思われがちですが，漢字を学んだ人には，「仮名よりも漢字のほうが意味がわかる」のです。

　特に失語症の人は，仮名より漢字のほうが理解しやすいのです。

　下の2つの文章を比べてみましょう。

　　「しょうがいがくしゅうのもうしこみさきはしやくしょです。」

　平仮名ばかりだと意味を理解するまでに時間がかかります。でも，漢字に直すと一目でわかります。

　　「生涯学習の申し込み先は市役所です。」

　このように，漢字は意味を伝える大切な役割をしています。

　漢字も長い間書かないと，とっさに出てこないことがあります。

　記憶の海におぼれそうになっている漢字をときどきは，読んで，書いて，使って，辞書を引いて救い出しましょう。

言語以外のコミュニケーション

　音声，文字以外にも，身振り，表情，声の高低や調子など，非言語コミュニケーションが重要な役割を果たします。

　「メラビアンの法則」と呼ばれる米国の研究では，聴き手に与える3つの要素を分析しています。

　人と人が向かい合って会話する場面で，もし，言っている内容（言語）と声の調子（聴覚），表情（非言語コミュニケーション）に矛盾があれば，人は敏感にその感情を感じ取ります。

　たとえば，「ありがとう」という一言を考えてみましょう。

　明るい声で心から嬉しそうな表情で言われたら，感謝の気持ちが伝わってきます。

　でも，小さく暗い声で目も合わせずに下を向いて言われたら，「ありがとう」という言語の意味よりも，相手の声や態度による不快なメッセージを受け取ってしまうでしょう。

　このような状況では，言葉がメッセージ伝達に占める割合は7％，声のトーンや口調は38％，ボディーランゲージは55％であったという結果です。

　効果的なコミュニケーションのためには，言葉だけでなく，声の調子や表情，身振りなどにも十分に気を配っていく必要があります。

「7-38-55 ルール」
　　55％＝視覚情報：見た目・表情・しぐさ・視線
　　38％＝聴覚情報：声の質・速さ・大きさ・口調
　　7％＝言語情報：言葉そのものの意味

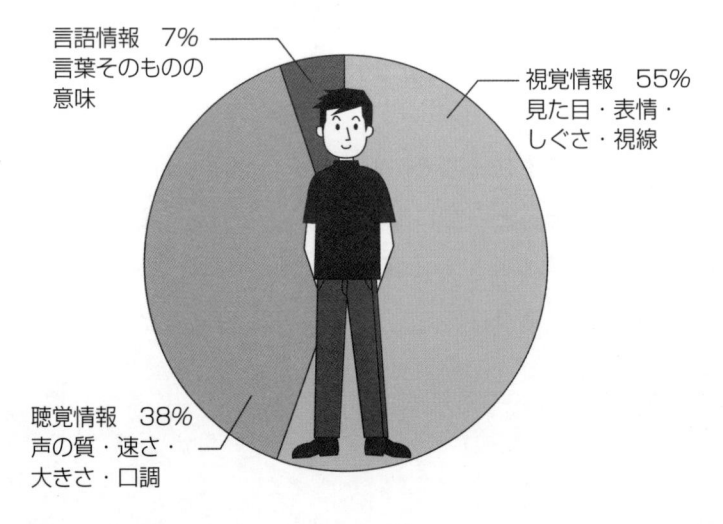

言語情報　7%
言葉そのものの意味

視覚情報　55%
見た目・表情・しぐさ・視線

聴覚情報　38%
声の質・速さ・大きさ・口調

『聴く』

耳で聞いて，脳で情報処理

　コミュニケーションの基本は「聴くこと」です。

　聴覚器官で情報音声を取り入れて，脳で情報処理します。

　じっくり相手の言葉を聴くためにはまず，耳の働き，すなわち聴力が十分にあることが必要条件です。

　高齢になって聴力が低下すると，人とやり取りする意欲，集中力が低下し，コミュニケーションの機会が減ってしまいます。

　その結果脳で情報処理する量が減ってくるために，脳の活動の低下を招くことになります。

　老人性難聴は年齢とともに徐々に現れるので，本人には強い自覚がありません。テレビの音が大きすぎるなどで，家族が先に気づくことも少なくありません。

早めの補聴器が効果的

　いわゆる老眼の人が，初めて眼鏡を使うときも心理的な抵抗があるようですが，補聴器にはさらに抵抗感がある人が多いようです。

　補聴器は音の増幅装置なので，話し言葉ばかりでなく周りの音も拾ってしまうため，眼鏡のように使った瞬間にピントが合うようにはいきません。

　補聴器に慣れるまでは調整が必要です。十分な調整がなされていないために，補聴器は買ったが使っていないという人も少なくありません。

　補聴器に早く慣れるためにも，聴力障害があまり重度にならないうちに使いはじめるのが理想です。

子どもや若者の聴力を守る

　赤ちゃんの聴覚に障害があると，言葉を学ぶのが難しくなります。

　最近は，生まれたばかりの赤ちゃんの聴力でも簡単に測れる「新生児聴覚スクリーニング検査」のできる医療機関も増えてきました。身近に赤ちゃんが生まれたら，一度受けることを勧めてみましょう。

　万が一，聴力が悪い場合，早めのリハビリテーションが言葉の発達に効果的です。

　若い人で，ヘッドホンで大きな音を聴く習慣のある人に，聴力障害が起こることがあります。これも注意が必要です。

聴覚障害の種類

聴覚障害には，先天性（生まれたときからの難聴），後天性（後から起こった難聴）があり，さらに以下のような種類に分けられます。

【伝音性難聴】

外耳，中耳の障害による難聴です。

音を大きくすれば聞こえやすく，補聴器が有効です。

【感音性難聴】

内耳，聴神経，脳の障害など，神経の障害が原因の難聴です。

補聴器で音を大きくしても，言葉をはっきりと聴きとれず効果が得られません。

【混合難聴】

伝音性難聴と感音性難聴の両方を併せ持つ場合。

聴覚の仕組み

音を聞くための聴覚器官の働きは，外側から次のようになります。

　耳介（じかい）：音を集める。
　外耳道（がいじどう）：音を鼓膜まで導く。
　鼓膜（こまく）：音の刺激で膜が振動する。
　耳小骨（じしょうこつ）：3つの骨が鼓膜の振動を内耳に伝える。
　蝸牛（かぎゅう）：内部のリンパ液により音の振動を電気信号に変える。
　聴神経（ちょうしんけい）：電気信号として音の情報を脳に伝える。

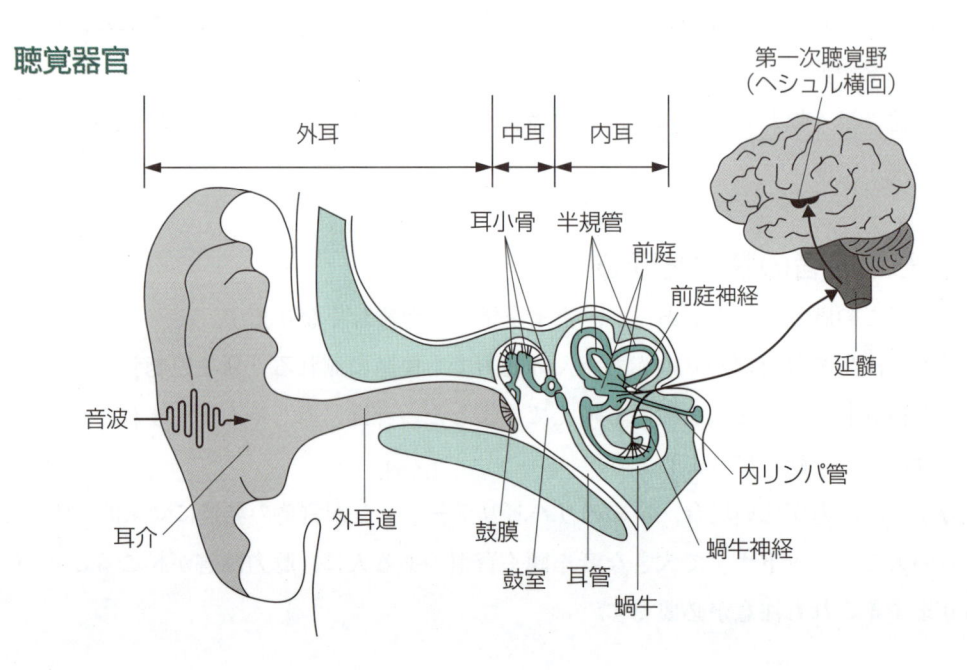

聴覚器官

『話す』

どのように日本語を話す？

母国語はいつの間にか覚えて，意識することなく使っていますので，あらためて「どのようにして日本語を発音しているか」と聞かれても，説明できないのが普通です。

発声の仕組み

「オギャー」という赤ちゃんの産声から，声源である声帯の活動は始まります。私たちが声を出して話す仕組みは次のようになっています。

① 肺に息を吸い込む。
② 息を勢いよく吐く。
③ 声帯を振動させて原音を作る。
④ 原音に口唇や舌やのどで変化を出す。
⑤ 種々の発音を作り出す。

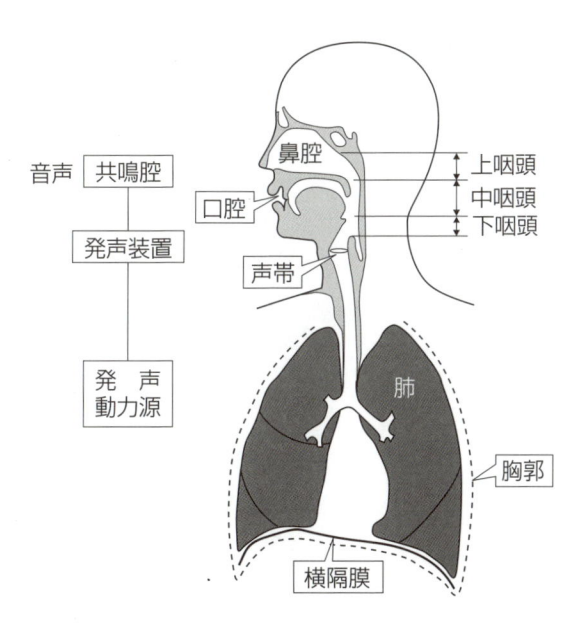

肺（発声動力源）からの呼気で声帯（発声装置）を振動させて原音を作り，口腔・鼻腔（共鳴腔）で音声を発する。

Ⅱ 言語の基礎知識と失語症

発音の仕組み

　母音の「ア・イ・ウ・エ・オ」は，日本語の基本になる音で，口唇の開き加減と舌の高さで音を調節しています。

　子音は，口唇，舌，のどで息の流れを止めたり，摩擦させたりして音の変化をつけていきます。

　例えば，「パ」の音はどのように口を動かして作るでしょう？

　鏡を見るとわかりますが，口唇を閉じて口中に溜めた息を，一気に開いて発音します。口唇を開いたままでは決して発音できません。このほかに，「バ」「マ」も同じように口唇を開閉して作る音ですが，息の流れが違ってきます。

　では，「ラ」の発音は，どうでしょうか。

　ラ行の音は，舌先の動きがとても大切になります。口を閉じて舌先を上顎に当ててから，弾くようにして発音します。

　もう一つ特徴的なのが，「カ」の発音です。

　カ行の音は，口唇を開け口の奥で音を作ります。このときに大事なのが，口と鼻の息の通路にある軟口蓋といわれる部分です。下図のように，自然に息をするときには通路が開いていますが，口の中に息を溜めるときには，軟口蓋が盛り上がってふたをするような形になります。

　この口と鼻の空間を隔てる働きは「鼻咽腔閉鎖機能」といって，発音や嚥下に必要な口腔内の圧力を高める役割をしています。

鼻咽腔閉鎖機能

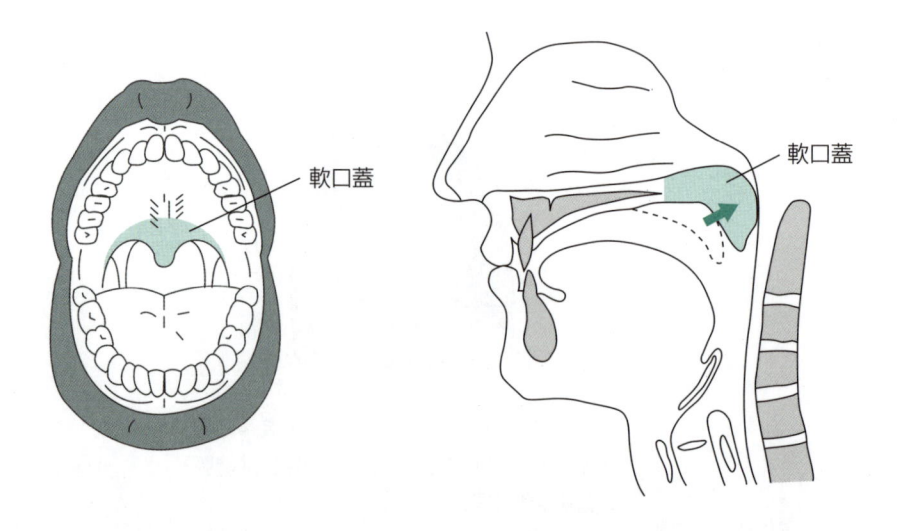

代表的な発音の方法

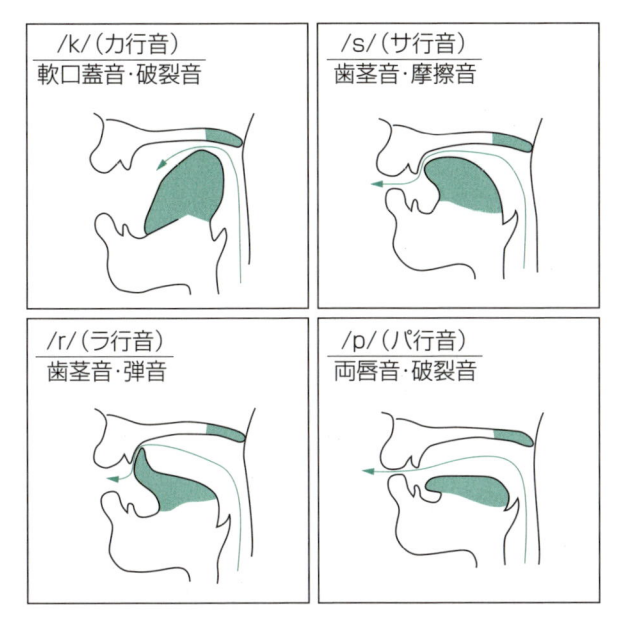

/k/（カ行音）	/s/（サ行音）
軟口蓋音・破裂音	歯茎音・摩擦音

/r/（ラ行音）	/p/（パ行音）
歯茎音・弾音	両唇音・破裂音

構音器官の動き。舌・のど・口唇などの構音器官の精巧な働きで発音が成立する。

日本語の母音と子音の組み合わせ表

あ	a	い	i	う	u	え	e	お	o
か	ka	き	ki	く	ku	け	ke	こ	ko
さ	sa	し	si	す	su	せ	se	そ	so
た	ta	ち	ti	つ	tu	て	te	と	to
な	na	に	ni	ぬ	nu	ね	ne	の	no
は	ha	ひ	hi	ふ	hu	へ	he	ほ	ho
ま	ma	み	mi	む	mu	め	me	も	mo
や	ya			ゆ	yu			よ	yo
ら	ra	り	ri	る	ru	れ	re	ろ	ro
わ	wa							を	wo

日本語は，5つの母音と多種の子音の規則正しい組み合わせで成り立っており，五十音表には音の仕組みが実にきれいに表されています。

Ⅱ 言語の基礎知識と失語症

失語症

失語症とは

　失語症とは，それまで健常に働いていた脳に，脳卒中や脳外傷が起こり，言語中枢（p3参照）が傷ついたために生じる言語機能の障害です。

　言語機能というのは，話し言葉ばかりでなく，文字の読み書きも含みます。そのため，失語症になると言葉を「聴く」「話す」「読む」「書く」さらに「計算」などが病前のようにはできなくなります。

　しかしながら，失語症は話し言葉と文字の読み書きに限局した障害なので，目で見てわかる状況判断，人の判別，生活や動作の記憶，人格などは保たれており，認知症とは症状の異なる障害です。

　失語症の症状は，「耳は聞えているのに，言葉の意味が理解できない」「考えることはできて，口も動くのに，話ができない」「目が見えて，手も動くのに，文字の読み書きができない」という，初めて出会う人には理解しがたいものです。

　失語症は，いわば突然言葉の通じない外国へ放り出されたようなものだといえます。

失語症の症状

　失語症の症状は，「聴く」「話す」「読む」「書く」それぞれに現れます。

聴く：音は聞こえても，聴いた言葉の意味が理解できない状態です。
話す：言いたいことが出てこないことや思ったことと違う言葉が出るなどの症状があります。
読む：文字を読むことが難しく，漢字より仮名のほうが読みにくいことが多いです。
書く：文字が書けず，上記同様，仮名は難しいことが多くなります。
計算：数の読み・書きが難しく，計算の障害が起こります。

失語症のタイプ

失語症タイプ	特徴的な症状
ブローカ失語 （運動性失語） ブローカ野とその周辺を含む病巣	【聴く】聴いて理解する能力は比較的良好だが，文が複雑になると聴き間違いが起こる。 【話す】思うように発話を組み立てられない（発語失行）のため，たどたどしく，不明瞭な話し方となる。 【文字】読み書きも，音声言語と同様に障害される。漢字より，仮名のほうが理解，表出ともに難しい。 ＊病巣が運動野に近いため，右半身麻痺を伴うことが多い。理解能力に比べ表出が困難なため，病識がある。
ウェルニッケ失語 （感覚性失語） ウェルニッケ野とその周辺の病巣	【聴く】言葉の意味を聴いて理解することが難しい。 【話す】流暢で多弁だが言い間違いが多く，意思の伝達が難しいことが多い。 【文字】読み書きも，音声言語と同様の間違いが多い。 ＊手足の麻痺を伴わないことが多く，初期には病識が乏しいため，コミュニケーション上トラブルになりやすい。
伝導失語 弓状束の損傷	【聴く】聴いて理解することは比較的良好である。 【話す】自分から話すことはできるが，復唱に困難を示す。 【文字】読み書きの重症度には個人差がある。 ＊ブローカ野とウェルニッケ野をつなぐ伝導路が損傷されたため，復唱障害が起こるとされている。
失名詞失語 （健忘失語）	【聴く】聴いて理解することはほぼ良好である。 【話す】発話は流暢だが，名詞が出ない症状が特徴である。 【文字】読み書きは比較的良好であるが，個人差がある。 ＊日常会話は非常に流暢だが，「肝心な言葉の出ない苦しみがわかってもらえない」という苦悩が深いことが少なくない。
全失語 広範囲の病巣	【聴く】重度の障害がある。状況判断は比較的良好である。 【話す】意味のある言葉の表出がほとんどない。 【文字】読み書きも，音声言語と同様に難しい。 ＊言語中枢が広範囲に損傷されて起こる重度の失語症で，言語そのものの大幅な改善は難しい。視覚的情報の助けにより，生活環境への適応力は良いことが多い。

失語症者との接し方

失語症をもつ方と接するときには，基本的な症状を理解したうえで，できる能力を生かしてやり取りすることが大切です。

○してほしいこと○	×してはいけないこと×
① 短く，わかりやすい言葉で話す （注意の集中できる環境）	① 五十音表を指差させる （仮名は漢字よりもさらに難しい）
② 1つが理解できてから，次へ進める （聞き取りの障害に配慮が必要）	② 言葉を無理に言わせたり言い直させたりする （努力しても出ないことがある）
③ 漢字や数字を書いて示しながら話す （人の名前や年齢など話の核になる単語）	③ 話を途中で先取りする （言葉が出るのに時間がかかる）
④ 絵，写真，地図，カレンダーなど，見てわかるものを利用する	④ 耳元で，大声で話す （耳が遠いのではないので不快である）
⑤ 言葉が出ないときは，「はい」「いいえ」で答えられる質問をする	⑤ 症状を笑ったり，叱ったりする （プライドを傷つけないように配慮する）

失語症の原因

日本失語症学会（現：日本高次脳機能障害学会）による2001年の失語症実態調査によると，失語症の原因は約9割が脳卒中とありました。このほかには，脳外傷，脳腫瘍，脳炎などが原因として挙げられます。原因疾患からみると中高年に起こりやすい病気ではありますが，頭部の外傷や病気による小児の失語症もあり，年齢に関係なく起こる言語障害です。

失語症の原因疾患グラフ

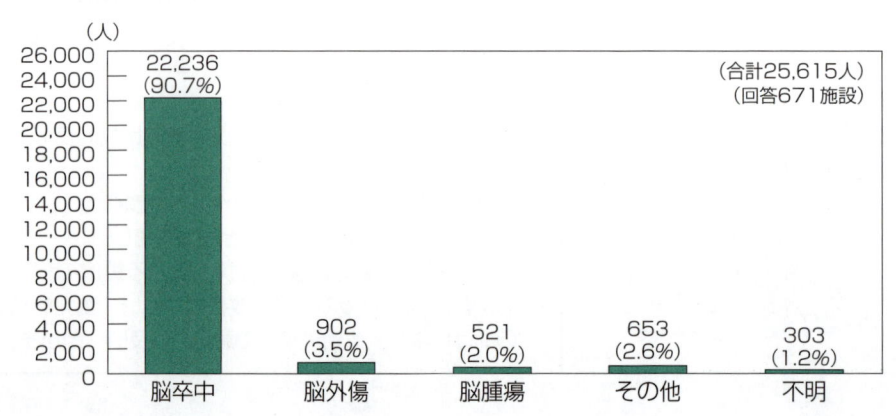

（人）（合計25,615人）（回答671施設）

- 脳卒中：22,236（90.7%）
- 脳外傷：902（3.5%）
- 脳腫瘍：521（2.0%）
- その他：653（2.6%）
- 不明：303（1.2%）

構音障害　失語症と間違えられやすい障害

構音障害と失語症の違い

　失語症と間違えられやすい言語障害に，「構音障害」があります。

　失語症は，脳の言語中枢が損傷されたため，「考え」を「言葉という記号」に置き換えたり，相手の話を聞いて理解することができない障害です。

　これに対して，舌や口唇の麻痺など，発声発語器官に障害があるために，正しく発音できなくなったのが構音障害です。

構音障害の原因

　成人の構音障害の原因として最も多いのは，脳卒中です。

　発音にかかわる神経が損傷されて，口唇，のど，舌が十分に動かないために発音の障害が起こります。特に，何度か発作を起こして左右の脳に病巣がある場合に重い症状が出ます。

　また，パーキンソン病や神経性の疾患によっても構音障害が起こります。

構音障害の特徴

　失語症と違い，脳の言語野には損傷がないので，発音の障害はあっても，言葉の聞き取り，文字の読み書きは支障がありません。

　失語症の人には難しい筆談や五十音表の指差しも，ほかの合併症がなければ可能です。

【軽度構音障害】

　軽度の場合は，やや発話速度が遅く，ときどき聞き取りにくい言葉がある程度で，日常会話には支障はありませんが，話しにくいという自覚症状があります。

【中等度構音障害】

　中等度になると，構音できない音が増えるため，話の内容を知っていればわかる程度の不完全な発音になります。

　この場合，聞き手がどの程度構音障害についての知識があるかどうかで伝わり方がずいぶん違ってきます。発音できない音のパターンを知っていると聞き取りやすくなります。

Ⅱ　言語の基礎知識と失語症

【重度構音障害】

　重度の場合は，音を作るための構音運動がほとんど起こらないため，話し言葉だけでのコミュニケーションは難しくなります。

　この場合，筆談や会話補助装置（トーキングエイドなどのボタンを押すと音の出る機器）などを利用する必要があります。

構音障害の合併症

1．摂食・嚥下障害

　発声発語器官の運動能力が低下すると必然的に，ものを食べたり，飲み込んだりする能力も低下するため，嚥下障害を合併することが少なくありません（p 41 参照）。

　唾液の飲み込みに時間がかかること，口唇を閉じる力が不十分なこと，顔面の感覚障害があるため唾液が口外に流れ出しても気づかないことなどにより，流涎（よだれ）がみられることがあります。

2．高次脳機能障害

　高次脳機能障害とは，脳の損傷の結果，注意，記憶，判断，感情のコントロールに問題が起こり，社会生活に適応できなくなる障害をいいます。

【注意障害】

　全般的障害としては，一つのことに長く注意を集中できない状態や，周りの状況に合わせて注意を転換することができない症状が現れます。

　方向性の注意障害として，右半球を損傷した人の中には，左空間の半分に注意がいかないため，左側にあるものにぶつかる，左にいる人に気づかない，お盆の左側にあるものを食べ残すなどの症状が出ます。

【記憶障害】

　長期的な記憶は比較的保たれているのに比べ，発病以降の記憶が困難という症状のため，新しいことの学習が難しくなります。

【遂行機能障害】

　過去の経験や現在の状況から判断して，最も適切な行動をとることが難しくなる障害で，自発的に何かを計画してやり遂げることが難しくなります。

【感情障害】

　理由なくイライラしたり，ささいなことで怒りを爆発させたり，通常ならできていたはずの感情コントロールが難しくなります。特に家庭や社会生活を営むうえでの大きな障害になります。

失語症理解のための ○×クイズ

※ 正しいものに○，間違っているものに×をつけてください。
※ 終わったら，次のページの正答を必ず読みましょう。

① 失語症の人は，話せないが読み書きには問題がない。
　→　○・×

② 失語症の人は耳が遠いので，耳元で大きな声で話しかけるほうがよい。
　→　○・×

③ 失語症になると地図やカレンダーも読めなくなる。
　→　○・×

④ 失語症の人には，手話や五十音表が有用である。
　→　○・×

⑤ 失語症の人が言い間違いをしたときは，その場で言い直しをさせる。
　→　○・×

⑥ 失語症は心の病気で起こるので，心理的ケアが第一である。
　→　○・×

⑦ 失語症は高齢者の病気なので，子どもや若い人には関係ない。
　→　○・×

⑧ 失語症の人が言葉の練習ができるように「これは何？」「この人は誰？」とできるだけ言わせるようにする。
　→　○・×

⑨ 失語症になると歌や絵やゲームなどもできなくなる。
　→　○・×

⑩ 失語症は言葉の障害なので，数字には間違いがない。
　→　○・×

失語症理解のための ○×クイズ　解答と解説

①×
失語症は，「話し言葉」だけの障害ではありません！
　脳の言語中枢の障害なので，「聴く」「話す」「読む」「書く」「計算」，それぞれの能力の低下が起こります。

②×
失語症の人は耳が遠いわけではありません！
　脳の聴覚中枢の障害で，音は聞こえても「聴いた言葉を理解する」ことが十分にできなくなります。耳は聞こえていますから，特別大きな声でなくても，短い言葉で話しましょう。人の名や日付，金額など，話の中の大事なことは漢字単語や数字で示すと理解しやすくなります。

③×
失語症があっても，人の顔，地図，カレンダーなど視覚的にわかるものがあります！
　失語症は言語機能の障害なので，空間や時間などの目で見て理解できるものの認識は保たれています。

④×
失語症の人が五十音表を指差したり，手話をするのは，話し言葉以上に難しいことです！
　手話や五十音表の指差しも，言語機能の一つです。
　健常な人が手話を覚えたり，英語のできない人がアルファベットを指差してやり取りをすることを考えたら難しさがわかるでしょう。

⑤×
失語症の人との会話は，話の流れから意図を理解するよう努めましょう！
　失語症の言い間違いは症状の一つです。失語症の人は伝えたい気持ちがいっぱいです。気持ちを無視して，そのつど言い直しをさせられると話を続ける意欲をそがれます。言い間違いがあっても，話の流れの中からできるだけ話したいことを汲み取ってあげましょう。
　誠意ある態度で，プライドを傷つけないように配慮しましょう。

⑥×
失語症は心の病気ではなく脳損傷の後遺症です！
　失語症は脳の言語中枢の細胞が病気や怪我で損傷されたことで起こります。
　心理的ショックやストレスで発症する場合は「失声症」といいます。

⑦×
失語症は高齢者だけでなく子どもや若い人にも起こります！
　失語症の原因は脳卒中が第1位なので，比較的高齢者に多い障害です。しかし，交通事故やその他の脳の病気が原因となり，子どもや若い人にも起こることもあります。

⑧×
失語症の訓練は，言語聴覚士が症状や重症度を評価し，計画を立てて行います。失語症状を配慮せず，「これは何？」「この人は誰？」と試すようにすると害になることもあります！
　名詞や人の名前など言葉の記号面だけを思い出すことは，失語症の人の最も苦手なことです。日常のやりとりでは，失語症の人のできないことを無理強いするのはやめ，まずは笑顔で話を聞きましょう。

⑨×
失語症になっても歌や絵やゲームなどは楽しめます！
　失語症の人でも，歌，絵，ゲームなど，いわゆる右脳優位の能力は，比較的保たれています。本人の興味に応じて言語以外の課題を試みると，心理的な面でもプラスに働きます。

⑩×
失語症は，話し言葉，文字，数字に障害が起こります！
　失語症は，考えを記号で表すことの障害なので，文字と同様に数字にも聞き違い，書き間違いが起こります。
　日付，年齢，電話番号，金額など，日常生活面にも支障が出ます。
　失語症の症状として，頭では理解できていても，いざ口に出すと間違ったことを言ってしまうことがあります。
　口頭だけでのやり取りよりも，紙に書いたほうが誤りを減らすことができます。

Ⅲ 嚥下障害と口腔ケア

口は健康の元

　食事は人生の楽しみの一つであり，バランスの取れた食事をおいしく味わって食べることは健康維持の基本です。

　口の健康は脳の働きとも関係が深く，柔らかいものより，硬いものを食べているときのほうが，脳血流が増え脳の活性化につながるとの研究報告があります。

　認知機能が低下してくると食生活にも影響が出て，過食になったり，逆に拒食になったり，口腔内の清潔も保てなくなります。

　「適度の食欲があり，食べたいものを安全に食べる」ためには，認知と嚥下をつかさどる脳の機能が低下しないように努めることが大事です。

　食べやすいからと，安易に口当たりのよい柔らかいものばかりを選んで食べるのは考えものです。食べ物をよく噛んで飲み込める状態に保てるよう，歯の健康維持と，発声発語器官・嚥下器官の筋力維持に努めましょう。

① 嚥下の仕組みと障害の予防法を知って，口の中を清潔に保ちましょう。磨き残しや舌の汚れは，口臭の原因にもなります。
② 義歯の場合は，こまめに調整をして自分に合ったものを使いましょう。合わない義歯は食事の問題ばかりでなく，発音の低下も招きます。
③ 口の体操を継続して，口の筋力低下を予防しましょう。

「食べる」ことにかかわる器官

　食べ物が安全に胃に入るまでには，口唇，歯，舌，軟口蓋，咽頭，喉頭蓋，食道などの器官がかかわっています。

嚥下器官の構造

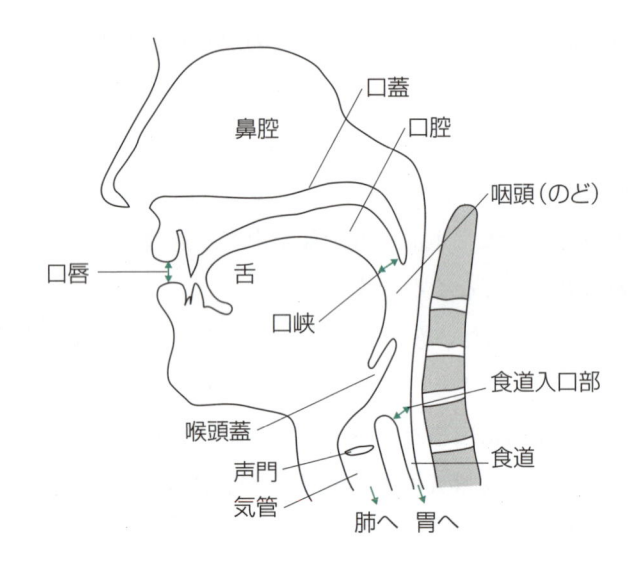

（図：鼻腔，口蓋，口腔，咽頭（のど），口唇，舌，口峡，食道入口部，喉頭蓋，声門，気管，食道，肺へ，胃へ）

嚥下障害とは

　嚥下障害とは，正式には摂食・嚥下障害と呼ばれますが，食べ物を認識してから胃に入るまでの一連の働きが，病気や老化などのために支障をきたした状態です。
　健常な嚥下時には，気管の入り口にある喉頭蓋（こうとうがい）の働きで，食べ物が肺に入るのを防ぎます。しかし，脳卒中などでこの働きが鈍ってくると，気管に蓋をするのが間に合わず，食べ物が気管に入ってしまいます。

誤嚥とは

　誤嚥とは，食道に入るはずの食べ物が誤って気管に入ってしまうことです。食道の前方にある気管は，呼吸時には入り口が開いています。
　通常，気管に異物が入ると，反射的にそれを外に出そうと激しく咳き込みますので，「むせること」イコール「誤嚥」と思われがちです。
　しかし，誤嚥で最も怖いのは，反射が欠如しているために起こる「むせない誤嚥」です。肺に異物が入る状態が続くと誤嚥性肺炎の危険が高まります。
　肺炎は生命にかかわる病気というだけでなく，寝込むことによって手足の筋力が落ち，次第に周りの出来事への関心も薄れていきます。このような状態が継続すると認知機能の低下も進行していきがちです。
　重度の嚥下障害があり誤嚥の危険が高い人の場合は，鼻腔から入れたチューブから栄養を摂取する経管栄養か，あるいは手術で胃に穴を空けて栄養の取り込み口を作った胃瘻（いろう）からの栄養摂取が避けられなくなります。
　脳卒中などの病気がなくても，加齢によって手足の筋力が落ちるのと同じように，飲み込みにかかわる器官の働きも低下します。
　飲み込みの力を保つために，口腔ケアと口の体操を十分に行いましょう。

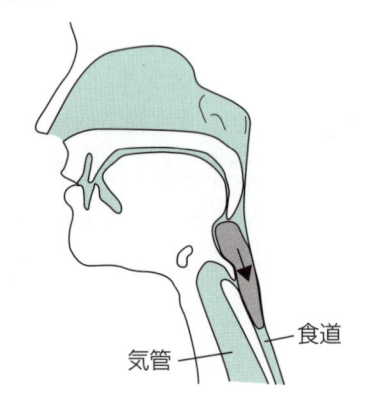

正常な嚥下　　　　　　誤嚥の状態

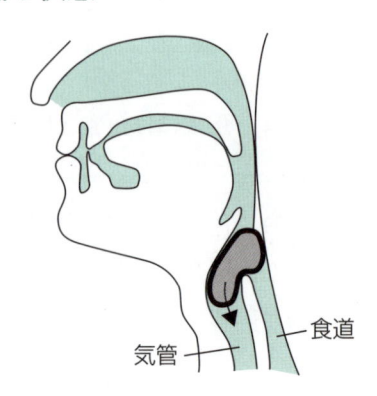

気管　食道　　　　　　気管　食道

誤嚥の兆候に注意

次のような症状が続くと，誤嚥（食べ物が誤って肺に入ること）が疑われます。

① 口角（口唇の端）から食べ物がこぼれる。

② 口唇を閉じる力が弱く，よだれが出ることがある。

③ 飲み込むまでに時間がかかり，食事時間が以前より長くなった。

④ 食べ物や水分でむせることがある。

⑤ 食べ物がのどに残った感じがする。

⑥ 以前より柔らかい食べ物を好んで食べるようになった。

⑦ 食事の後に声がガラガラして痰が多い。

嚥下障害の不安のある場合は，主治医か言語聴覚士にご相談ください。

嚥下の仕組みと介助の注意点

【先行期】食べ物を認知する過程
- 脳で「食べたい」という意欲（食欲）が起こり，食べ物を認識します。
- 「硬そうでちょっと噛めないな」とか「これはスプーンを使ったほうが食べやすい」などを判断します。
- 「おいしそうだ，食べたい」という気持ちが起きると，唾液や胃液の分泌も促進されます。

【介助のポイント】
* 十分に覚醒していることが大切です。目を閉じたまま，突然，口の中に何かわからないものが入ってきたら誤嚥の危険があります。
* 食事前の口腔ケア，アイスマッサージ，口の体操は，口腔内の清潔とともに，覚醒を促す役割もあります。
* 食事介助のときには，口に入れる前に声をかけ，食べ物を見せたり，においを嗅いでもらい，食べる心の準備をさせることも大切です。

【準備期】食べ物を取り込み，嚥下しやすいようにする過程
- 口唇，舌，顎，歯などの口腔器官の働きが中心です。
- 口唇の動きで食べ物を取り込むので，口唇の動きが悪いと食べ物をこぼします。特に液体は難しくなります。
- 食べ物を噛み砕く（咀嚼する）には，顎が十分に動いて，歯もそろっている必要があります。
- 咀嚼を繰り返し，飲み込みやすい状態にします（食塊形成）。
- 舌で食べ物を口の中でまとめ，のどに送り込む時期を調節します。

【介助のポイント】
* 口唇の麻痺があると食べ物の取り込みが難しいので，小さめの浅いスプーンのほうが食べやすくなります。
* 咀嚼が不十分で食べ物と唾液を混ぜ合わせる食塊形成ができないときは，咀嚼能力に合わせて，ゼリーやペーストなど粒のない滑らかなものにします。

飲み込むときの口とのどの働き

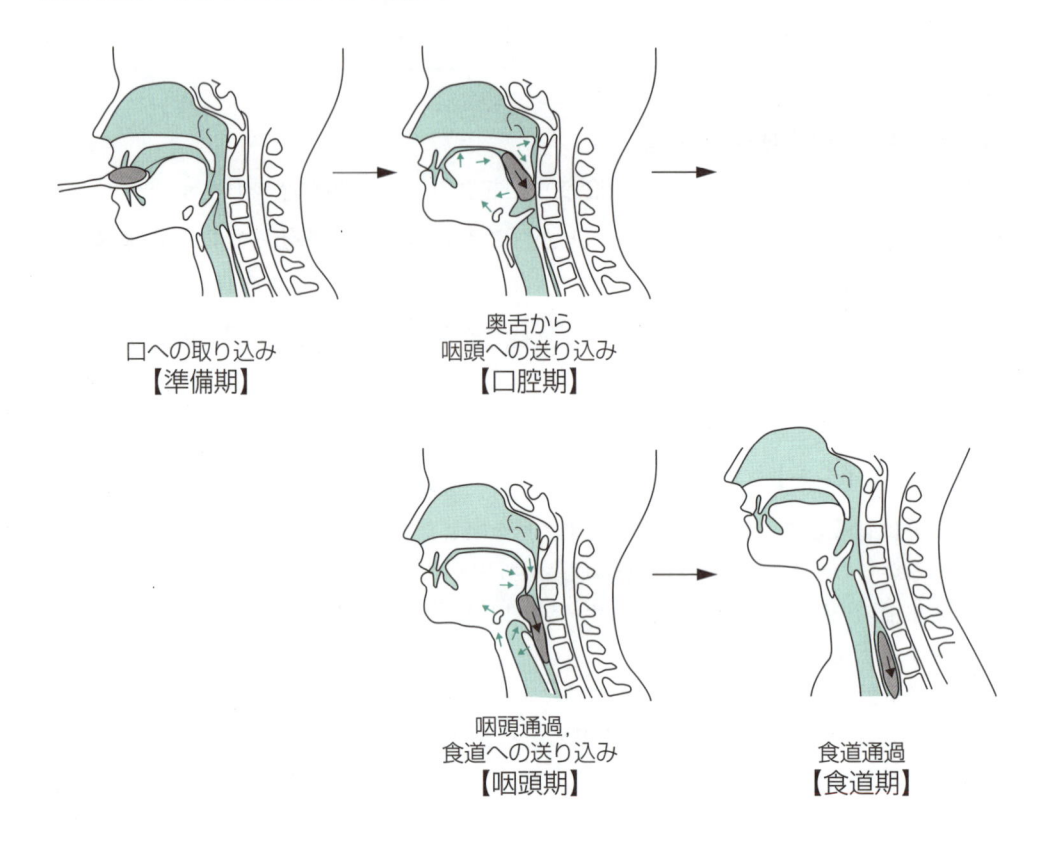

口への取り込み
【準備期】

奥舌から
咽頭への送り込み
【口腔期】

咽頭通過，
食道への送り込み
【咽頭期】

食道通過
【食道期】

【口腔期】咀嚼が終わった食塊を嚥下反射が起こる場所まで送る過程
- 食塊をのどの奥に送り込むために，舌を上顎に押し付けて口腔の内圧を高める必要があります。
- 舌の麻痺や欠損があると，食塊を後方に送り込むことが難しくなります。
- 舌で食べ物を保持してタイミングよく咽喉に送り込むことができない人には，水や澄まし汁のようなさらさらした液体は，早く落ちすぎて誤嚥の原因になります。

【介助のポイント】
* さらさらした水分にはとろみをつけて，嚥下しやすい濃度に調節します。
* 障害の改善につれ，ジャム状→ヨーグルト状→ポタージュ状と，とろみ剤の量を減らしていきます。
* 食事のときに，背もたれを30度から60度くらいに倒して角度をつけると，気管が上になり食べ物が咽頭の後ろの壁を伝うので，誤嚥しにくくなります。

【咽頭期】嚥下反射が起こり食塊を飲み下す過程
・正常では，0.5秒以内で食塊が咽頭を通過します。
・軟口蓋が挙上され，鼻腔の通路が遮断されます。嚥下中は，誤嚥を防ぐために食道以外の通路は閉ざされます。喉頭蓋が下方に回転して，気管の入り口を閉じて誤嚥を防ぎます。食塊が食道入口部に達すると嚥下反射が起こります。

【介助のポイント】
＊嚥下反射が遅い人は，嚥下のタイミングがずれないよう，これから飲み込むことを意識して嚥下するよう指導します（意識的嚥下）。
＊嚥下反射が弱い人は，1回の嚥下量が多くならないよう一口量を調節します。
＊一口量を確実に飲み込んでしまえるよう，1回飲み込んだ後，何回か唾液のみを飲み込むように促します（複数回嚥下）。
＊飲み込んだら，意識的に咳ばらいをするように促します。

【食道期】食道から胃まで食塊が通っていく過程
・食塊が逆流しないように食道入口部が閉じ，食道の蠕動運動によって胃に運ばれます。

【介助のポイント】
＊食塊の逆流の危険性がある人の場合，食後しばらく上体を上げておきます。
＊座位で上手に食べられないときは，ベッドを30度くらいまで倒し，首の後ろに枕などを入れてうつむき加減にし（頸部前屈位），リラックスした姿勢で，食べやすい食品を食べたり，飲んだりしてみてください。

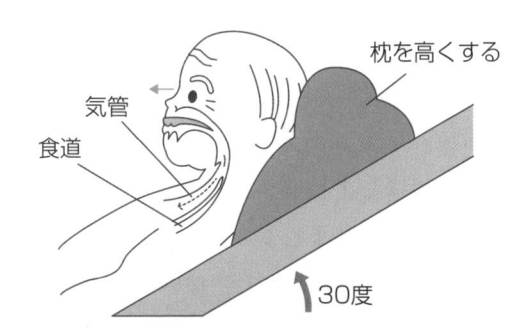

【最も安全に食べられる姿勢】
30度に上げた背もたれに高めの枕を入れると食道が下になり食べ物が気管に入りにくくなります。

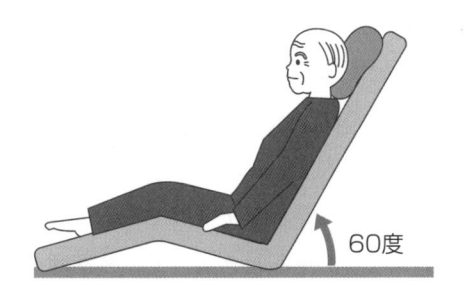

【60度仰臥位】
30度でムセなく食べられるようになったら，60度に上げて様子を見ていきます。

安全に食べるための条件

食べることにはエネルギー，すなわち，認知能力と体力が必要です。食事時間に覚醒し，食べる間くらいは座位がとれるように体力をつけていきましょう。

介助する場合，口の機能ばかりでなく，認知機能，体力，食事環境に十分配慮しましょう。

安全に食事するためには，以下のことが必要です。
① 食べたいという気持ちが起こる。
② 食べるための安全な姿勢がとれる。
③ 箸やスプーンを持ち，食べ物に手を伸ばせる。
④ 口を開く・閉じる運動ができる。
⑤ 必要な量だけ口に入れられる。
⑥ 十分な回数噛むことができる（歯の状態が良い）。
⑦ 飲み込む運動が正しくできる。

食事前の準備

① 食事前には，覚醒を促すよう，できる範囲で座位をとらせましょう。食事時間外にも座って覚醒させる時間をもつようにしましょう。
② 疲労の強い方は，食事前の入浴やリハビリテーションは避けましょう。
③ 失禁のある方は，排泄訓練も並行して実施しましょう。
④ 口腔内を清潔にして，口の体操やアイスマッサージで唾液の分泌を適正にしましょう。
⑤ 嚥下開始は，ゼリーやとろみをつけた食材から始めましょう。
⑥ 安全な姿勢をとり，ベッドの角度や枕で調整しましょう。
⑦ 椅子に座って食事する人は，体格に合ったテーブルと椅子を用意し，椅子をテーブルに寄せて無理のない姿勢で食事しましょう。
⑧ 肘が適度な位置にくるよう，板やクッションで調整しましょう。
⑨ 注意が散る人にはテレビは消し，静かな環境にしましょう。
⑩ 介助のスプーンは小さめにして一口量を少なめにしましょう。
⑪ 嚥下を確認してから次を入れるよう，ゆっくりと食べましょう。
⑫ 口の中に残るときは，2・3回唾液のみを飲み込むように促し，誤嚥を防ぎましょう。

食べ物の選択

安全な食べ物：ゼリー，ポタージュ，たまご豆腐，プリンなど，粉々にならず，のど通りの良いもの。

危険な食べ物：ピーナッツ，クッキー，パンなど，水分が少なくパサついたもの。

口腔内アイスマッサージ

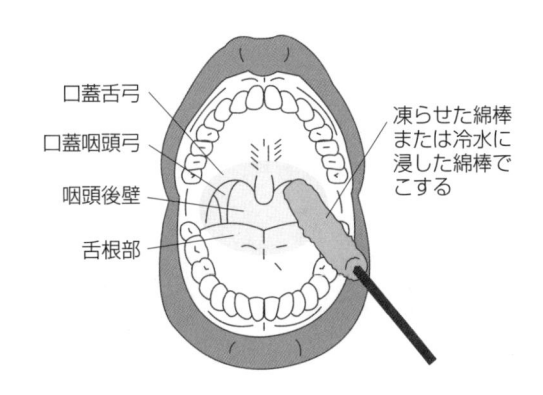

口蓋舌弓
口蓋咽頭弓
咽頭後壁
舌根部

凍らせた綿棒または冷水に浸した綿棒でこする

目的：嚥下障害のある人に，食事前に口腔内に冷刺激を与えて，軟口蓋や咽頭の感受性を上げ嚥下反射を起こしやすくします。

準備：直径1.5cm程度の綿棒に水を含ませ冷凍します（市販品もあるが割り箸に綿を巻きつけて作ってもよい）。

手順：
① アイス棒で，前口蓋弓，舌根部を2～3回軽く刺激します。
② 軟口蓋が挙上し嚥下反射が起こったら，棒をさっと引き，口を閉じて空嚥下をさせます。
③ 嚥下反射がない場合，咽頭後壁まで触れます。
④ 嚥下反射の強い場合，舌先や舌縁，硬口蓋をマッサージし，徐々に前口蓋弓に近づけていきます。
⑤ 舌中央を圧迫すると嚥下反射が出やすくなります。
⑥ 押すように圧迫したほうが嚥下反射が起きやすくなります。

アイス棒の作り方

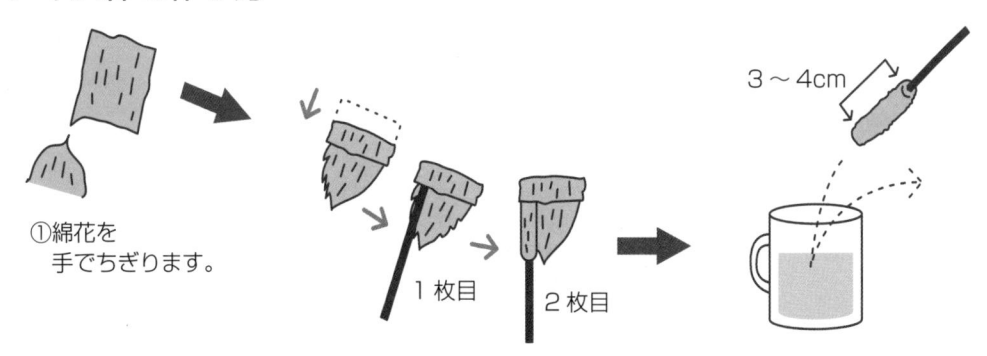

① 綿花を手でちぎります。

② 割り箸の先が出ないように巻きつけます。
1枚目　2枚目

3～4cm

③ 水に浸して冷凍庫へ。

Ⅲ　嚥下障害と口腔ケア

口腔ケアの意義と方法

口腔ケアとは

　口腔ケアとは，一口でいうと「口腔衛生改善のためのケア」，すなわち口腔清掃を意味します。

　しかし，口腔清掃の意味は，これまでの一般的な概念であった「虫歯にならない」ためだけにするのではありません。歯周病は口の中だけではなく全身の病気とも関連しています。

　口腔内は，外界と内臓の接点であり，食べ物による汚染もあり，一般に思われている以上に不潔になりやすいところです。

　近年，嚥下障害の問題に焦点があてられるとともに，口腔の清潔の重要性が認識されるようになってきました。口腔ケアの目的と正しい方法を知って，毎日のケアに結びつけましょう。

口腔ケアの目的

1．誤嚥性肺炎の予防

　嚥下反射・咳反射の低下した人は，食事中の誤嚥に加えて，睡眠中にも気づかないうちに誤嚥を起こしています（不顕性誤嚥）。

　口腔内が不潔であると唾液とともに口腔内の細菌も誤嚥するため，誤嚥性肺炎を起こしやすくなります。

　適切な口腔ケアによって，口腔内の細菌を減少させましょう。

　脳卒中などで嚥下反射・咳反射の低下した人には，誤嚥性肺炎の予防という観点から，ケアプランの中に口腔ケアを積極的に組み入れる必要があります。

> 【誤嚥性肺炎の成立過程】
> 脳卒中→嚥下反射・咳反射低下→不顕性誤嚥→誤嚥性肺炎

2. 口腔疾患の予防と生活の質の向上

　口腔ケアは，要介護の人に限らず口腔疾患の予防に大切なことです。

　口腔内が清潔であると，味覚に敏感で，よりおいしく食べられます。さらに，口臭のない，清潔な口腔は，他人に不快感を与えないための最低限の礼儀にもなります。

　介護予防教室には歯ブラシを持参して，口腔ケアを徹底させましょう。

口腔ケアの実際

　口腔ケアには，誤嚥による肺炎の予防と口腔内を刺激することによる間接的な嚥下の訓練という意味があります。

　口腔ケアの基本として，ブラッシング（歯磨き）・フロッシング（デンタルフロスによる清掃）・リンシング（洗口）が挙げられます。

　実施にあたっては，感染に対する注意，処置時の誤嚥を防ぐための細心の注意が必要です。

口腔ケアの基本知識

　① 可能な人は，磨く前にうがいして大きな食物残渣（食物かす）を取り除きましょう。
　② 歯ブラシは，1本1本の歯を磨くように細かく動かします。
　③ 歯と歯肉の境目，歯と歯の間などは，特に丁寧に磨きます。
　④ 磨くときに力を入れすぎると歯肉を傷つけたり，歯がすり減ります。
　⑤ 義歯と歯の境目に食物残渣が残りやすいので，義歯をはずして清掃します。
　⑥ 麻痺や感覚障害があると食物残渣に気づかないので，麻痺側に注意しましょう。
　⑦ 古くて毛先が曲がった歯ブラシは磨き残しの原因です。1カ月くらいを目安に早めに新しいものに交換しましょう。

1. 舌苔（ぜったい）に注意

　舌苔とは，舌の表面についた白または黄褐色の苔のようなものです。

　上皮細胞やリンパ球などからなり，細菌に分解されると悪臭を発するため口臭の原因になります。

　慢性胃炎のときは汚れた厚い灰白色の舌苔になり，熱性疾患のときは厚い褐色の舌苔になるなど，健康状態を表すバロメーターにもなっています。

　口腔ケアのときに，舌も丁寧に清拭し，舌苔に注意しましょう。

　口の体操など口腔内を動かすことで，舌苔のつき方も違ってきます。

2. 無歯顎の人（歯のない人）の口腔ケア

歯がなくても口腔内は不潔になりやすいので，口腔粘膜や舌の口腔ケアが必要です。綿棒やガーゼに含嗽水などを含ませて口腔内を清拭します。舌の清拭は，舌苔の予防にもなります。

義歯を装着している人は，義歯の清掃も十分にしましょう。

3. 経管栄養を受けている人の口腔ケア

口から食事をしない人は口腔ケアも必要ない，と思っている人がいますが，これは間違いです。

介護の対象になる人は，ほとんどが嚥下障害と意識障害の場合です。

唾液の分泌量が低下するため，自浄作用が低下し，口腔内は汚れやすくなり，口臭も発生しやすくなります。

口腔内の乾燥が強いときは，含嗽剤やお湯を含ませた綿棒で口腔内を湿らせた後，歯ブラシで清掃します。

誤嚥に注意が必要なため，座位がとれる場合は少し前屈した姿勢で行い，とれない場合は顔面を横に向け顎を少し引いた姿勢で行います。

4. ブラッシングの基本

ブラッシングの基本は，口腔内の歯垢や食物残渣を取り除くことですが，そのためには，汚れが残りやすい部分を知っておく必要があります。

汚れが残りやすいところは，歯の上（咬合面）の溝の部分，歯と歯肉の境目，歯と歯の間などです。

義歯を装着している場合は，義歯と歯の境目に食物残渣が残りやすいので，義歯をはずしてブラッシングする必要があります。

無歯顎の人（歯のない人）は別にして，綿棒では汚れを押し込んでしまうことがあるので，できるだけ歯ブラシを使用します。

汚れの残りやすいところ

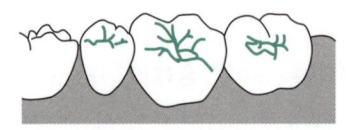

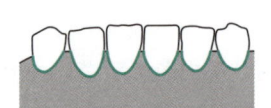

歯の上の溝の部分　　　歯と歯肉の境目　　　歯と歯の間

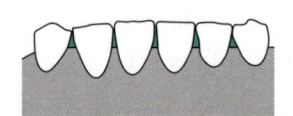

歯科医師・歯科衛生士が行う口腔ケア

　専門的に行われる口腔ケアは，健康の基礎となる口腔機能の維持の面から，口腔清掃だけでなく，口腔の疾病予防・機能回復，健康の保持・増進による生活の質の向上を目的として，以下のような技術を提供しています。

　① 本人・介助者に対する口腔衛生指導
　② 口腔清掃
　③ 義歯の清掃・取り扱いについての指導
　④ 歯石除去・薬物塗布など，口腔疾患の予防処置
　⑤ 口腔疾患の発見および治療に対しての適切なアドバイス（歯科医師）
　⑥ 義歯の調整・その他の簡単な処置（歯科医師）

　特に④の歯石除去を行うと，口腔清掃の効率は飛躍的に上がるといわれます。
　口腔内を良好な状態に保つには，定期的に歯科医師・歯科衛生士の専門的アドバイスを受けると効果的です。

介護予防編

脳の元気を保つ介護予防

I 認知機能低下の予防

司令塔の脳を守る

　脳は，運動，認知，嚥下などの生命活動の司令塔です。
　歩くこと，運動すること，考えること，話すこと，人の行動のすべては脳の指令によって実行されます。
　そのため，脳の活動に異常が起こると，敏感に運動や言語に症状が現れます。
　脳卒中の前触れ発作として起こる，「足がもつれる」「箸を取り落とす」「言葉が出ない」「ロレツが回らない」「よだれが出る」「視野の半分が欠ける」なども，傷ついた脳の場所に対応した症状が現れているのです。
　介護予防のために気をつけることは，司令塔である「脳を傷つけない」「脳の働きを活発に保つ」ことに尽きます。
　それでは，どのようにしたら脳の介護予防ができるのか，具体的に考えていきましょう。

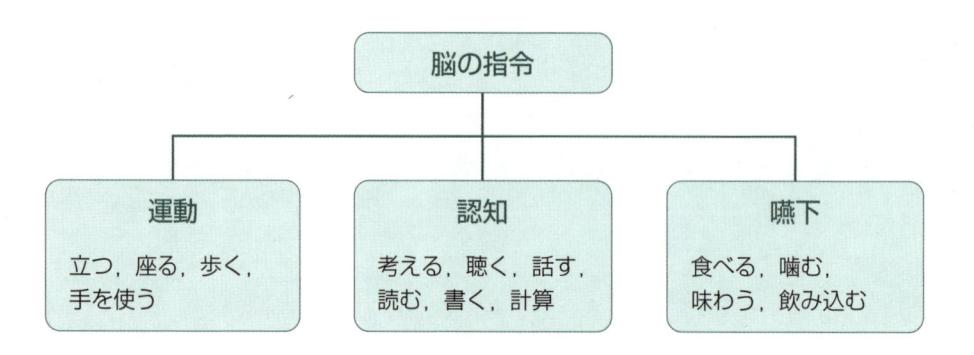

```
                    脳の指令
        ┌──────────────┼──────────────┐
      運動            認知           嚥下
   立つ，座る，歩く， 考える，聴く，話す， 食べる，噛む，
   手を使う        読む，書く，計算    味わう，飲み込む
```

脳を傷つける最大要因：脳卒中

脳卒中とは

　脳卒中とは「卒然として中る」という意味で，脳の血管に異常が起こり発症する病気です。昔はその原因がわからず，突然悪い風に中って倒れる「中風」とも呼ばれ，運の悪い病気として恐れられていました。

　しかし現代では，動脈硬化などがもとになって脳の血管が障害された結果，半身麻痺や失語症，嚥下障害などの後遺症を引き起こすことが明らかになっています。脳卒中が重症であったり，何度も発症を繰り返したりすると，寝たきりや脳血管性認知症の原因になります。

　2005年の統計では，すべての病気の平均入院日数は37.5日ですが，脳卒中の平均入院期間は101.7日と，3倍近く長くなっています。

　脳卒中には，脳の血管が破れる「脳出血」，脳を包んでいるくも膜下の血管が破れる「くも膜下出血」，そして，脳の血管が詰まる「脳梗塞」があります。

　脳卒中は食事との関係が高く，塩分の多い質素な食事をしていた時代は，高血圧性の脳出血が多数を占めていました。しかし近年，食生活の欧米化で過食や肥満の人が増えるにつれて脳梗塞が多くなっています。

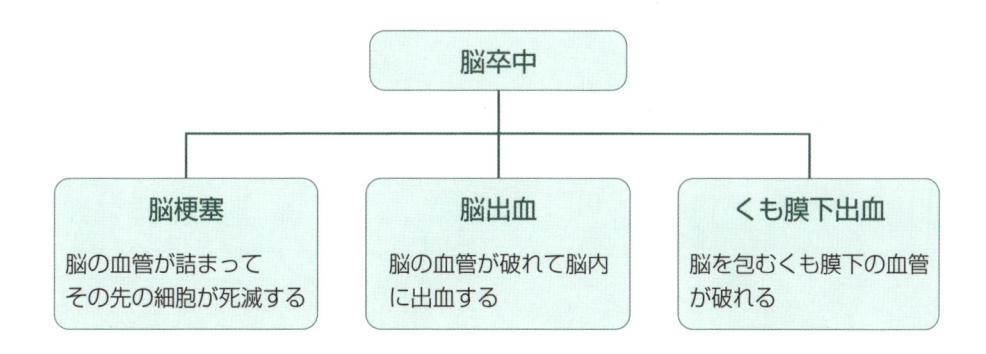

```
                    脳卒中
         ┌────────────┼────────────┐
       脳梗塞         脳出血       くも膜下出血
   脳の血管が詰まって  脳の血管が破れて脳内  脳を包むくも膜下の血管
   その先の細胞が死滅する  に出血する        が破れる
```

脳卒中の予防

　脳卒中の原因を考えていくと，食生活をはじめとする生活習慣の改善が予防につながることが明らかです。

【脳卒中予防10か条（日本脳卒中協会）】
1. 手はじめに　高血圧から　治しましょう
2. 糖尿病　放っておいたら　悔い残る
3. 不整脈（心房細動）　見つかり次第　すぐ受診
4. 予防には　タバコを止める　意志を持て
5. アルコール　控えめは薬　過ぎれば毒
6. 高すぎる　コレステロールも　見逃すな
7. お食事の　塩分・脂肪　控えめに
8. 体力に　合った運動　続けよう
9. 万病の　引き金になる　太りすぎ
10. 脳卒中　起きたらすぐに　病院へ

傷ついた脳の場所による後遺症

　左の脳に脳梗塞や脳出血が起こると、運動と言葉の司令塔が壊れ、右半身麻痺と失語症などの後遺症の出現率が高くなります。失語症の原因の90％以上は脳卒中との調査結果が出ています（2002年失語症全国実態調査）。

　右の脳に同様の病気が起こると、左半身麻痺と左半側空間無視（体の左側が認識できないため人や物にぶつかる、食事でも左側に並んだ皿に気づかず食べない）などの障害を認める率が高くなります。

　何回も脳梗塞や脳出血を繰り返し、左右の大脳半球に傷が及ぶと、四肢麻痺（左右両側の手足の麻痺）や重い言語障害、脳血管性認知症、嚥下障害を引き起こし、寝たきりになることも少なくありません。

　下の写真は脳卒中を起こした脳の画像で、矢印が示す部分は脳細胞が死滅したところです。

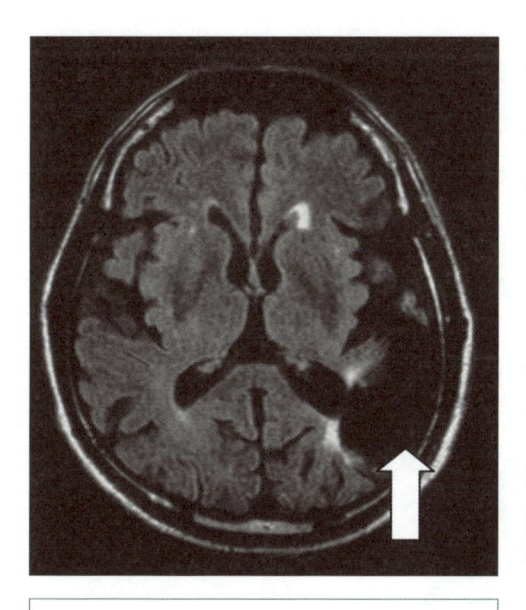

【脳梗塞を起こした左脳】
黒い部分が脳梗塞を起こした側頭葉の言葉中枢である。手足の麻痺はないが、聴いて理解することが困難で、言い間違いの多い流暢型失語症を呈した。

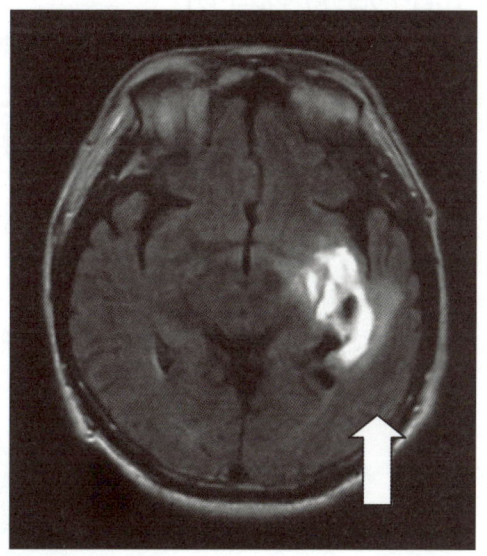

【脳出血を起こした左脳】
白く見えるのは、左の被殻を中心に出血を起こした部分である。「聴く」「話す」「読む」「書く」「計算」のすべてに及ぶ重度の失語症状を呈した。

介護予防の鍵は生活習慣

　脳の介護予防の考え方はいたって明快です。脳の働きを低下させる要因を知って，それらをできるだけ減らすよう予防に努めることです。

　もちろん，避けられない事故や病気もありますが，生活習慣をよい状態に保つことで多くの病気が防げることがわかっています。

　本章では，次の2つを基本にして脳の健康維持を考えていきます。

生活習慣病の予防

　介護が必要になる身体麻痺，認知症，失語症，構音障害，嚥下障害を引き起こす最大の原因は脳卒中です。脳卒中の根底には生活習慣病があるので，脳卒中予防はすなわち，**生活習慣病の予防**といえます。

生活不活発病の予防

　特にこれといった病気はないのに，生活が活発でなくなるにつれ，身体と脳の機能が低下していくことを**生活不活発病**と称しています。

　手足の筋肉と同様，脳も使わなければ衰えます。加齢現象は誰しもありますが，活発に脳を使う人ほど低下の度合いが少ないのは，多くの例が示すところです。

　下図のように，脳血管性認知症の土台には，脳卒中や脳機能の低下があります。その基礎になるのが生活習慣病や生活不活発病です。

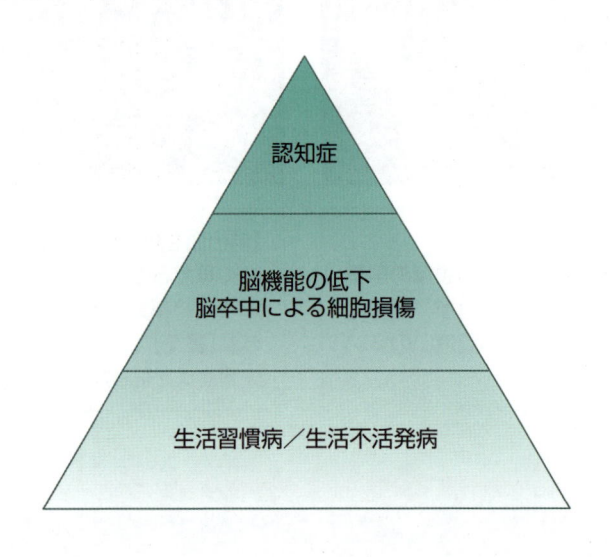

ピラミッド図：
- 頂点：認知症
- 中段：脳機能の低下／脳卒中による細胞損傷
- 底辺：生活習慣病／生活不活発病

生活習慣病

　生活習慣病とは，食事や運動などの長年の生活習慣が発病と大きく関係している病気を指します。

　かつては「成人病」といわれ，特に「脳卒中・がん・心臓病」は三大成人病として，早期発見・早期治療が叫ばれていました。

　しかしながら，これらの病気は生活習慣と深い関係があり，生活の改善で，発病予防，健康増進が図れることがわかってきました。

　病気になってから治療するのではなく，病気にならないように予防することを強調する意味で，「生活習慣病」と呼ばれるようになりました。

　「国民の生活の質を高める大事な柱は，生活習慣病の対策」として，国民の予防意識の向上が求められています。

　生活習慣病は以下に示すように多数ありますが，複数の病気が関連しあっているのも特徴的です。

【主な生活習慣病】

脳卒中	大腸がん
高血圧	アルコール性肝炎
心筋梗塞	糖尿病
慢性気管支炎	高脂血症（脂質異常症）
肺気腫	痛風
肺扁平上皮がん	歯周病

Ⅰ　認知機能低下の予防

メタボリックシンドローム

メタボリックシンドロームとは

　内臓脂肪型の肥満を背景に，糖尿病，高脂血症，高血圧，高尿酸血症などの動脈硬化の危険因子が複合した状態をいいます。

　一つひとつの異常は軽くても，それらが合併することで動脈硬化を促進し，心筋梗塞や脳卒中などの発症の危険率は倍加します。

　厚生労働省の「2005年国民健康・栄養調査」によると，40～74歳の男性の2人に1人，女性の5人に1人が，メタボリックシンドロームが強く疑われるとされています。

　また同省の調査で，「肥満，運動不足，喫煙の3つに該当する人は，まったく該当しない人に比べて医療費が4割以上高い」という結果が出ています。

死の四重奏―心筋梗塞や脳卒中の発病の危険性―

　メタボリックシンドロームはこれまで"死の四重奏"（肥満，高脂血症，高血圧，糖尿病）といわれてきた症候群と重なります。

　「食べ過ぎ」「運動不足」などで内臓に脂肪が過剰に蓄積したところに，高血圧，糖尿病，高脂血症などの"危険因子"が加わると動脈硬化が加速され，「狭心症，心筋梗塞，脳梗塞」などを発症する"死の図式"ができあがります。

【メタボリックシンドロームの診断基準】

　腹囲（へそ周り）　　男性85cm以上，女性90cm以上（従来の日本版基準）
　　　　　　　　　　　男性90cm以上，女性80cm以上（国際糖尿病連合新基準）
　※基準値は実状により変更の可能性もあり，数値はあくまでも参考としておく。

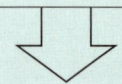

　　　　　　　　　　　　　　　↓

　上記に加え，以下のうち2項目以上に該当する場合
　　ア）中性脂肪 150 mg/dl 以上か，HDLコレステロール 40 mg/dl 未満
　　イ）収縮期血圧が 130 mmHg 以上か，拡張期血圧が 85 mmHg 以上
　　ウ）空腹時血糖値が 110 mg/dl 以上

メタボリックシンドロームの予防

予防の中心は,「食事」と「運動」です。
バランスの取れた食事と運動で余計な脂肪を身につけないことです。
次のチェックリストで,まず日頃の食生活を見直してみましょう。

	"食べ過ぎ症候群"の自己診断リスト メタボリックシンドロームの予備軍
□1	おなかいっぱいになるまで食べないと,我慢できない
□2	1日3食とは別に,間食を食べる
□3	夜,寝る前に冷蔵庫を開けてしまう
□4	20歳のころより,ズボンのウエストが太くなった
□5	甘いもの好き。まんじゅうやケーキに手が伸びる
□6	毎晩,ビールを飲んでいる
□7	酒を飲むとき,一緒につまみを食べる
□8	昼食は10分以内で食べ終わる
□9	栄養バランスを気にせず,好きなものばかり食べる
□10	テレビを見ながら食べるなど,別のことをしながら食事をしている

チェック項目が6個以上　　要注意
チェック項目が8個以上　　危険信号
チェック項目が10個　　　 健康診断を受けなさい!
　　　　　(監修・独立行政法人国立健康・栄養研究所　渡邊昌理事長)

メタボリックシンドローム改善実践法

1. 食生活改善

①3食バランスよい食事：夕食をたっぷり食べる習慣は，夜中に高血糖状態が続くのでよくありません。日中のほうが活動して食べた分のカロリーを消費しやすいので，朝・昼・夕でバランスよく食事を取りましょう。

②薄味：塩分を取り過ぎないよう，だしなどを上手に使いましょう。

③外食は残す：カロリーが高く味付けが濃いものは，量を調節します。

- 脂肪によるエネルギー摂取：25％以下（20～40歳代）
- 食塩摂取量の減少：10g未満/日
- 野菜摂取量の増加：350g以上/日

2. 渡邊式・フードピラミッド

理想的な食事配分をピラミッドにしたもので，食事の量と各食品の食事に占める比率を表します。

一番下（主食）：最もピラミッドの面積が大きい。
二段目（主菜）：季節の野菜や根菜類，イモ類。
　　　　　　　魚，肉，豆腐，納豆などのタンパク源。
三段目：果物とヨーグルト，チーズなどの乳製品や牛乳。
最上段：味噌，香辛料などの調味料，キノコ類，海藻類。

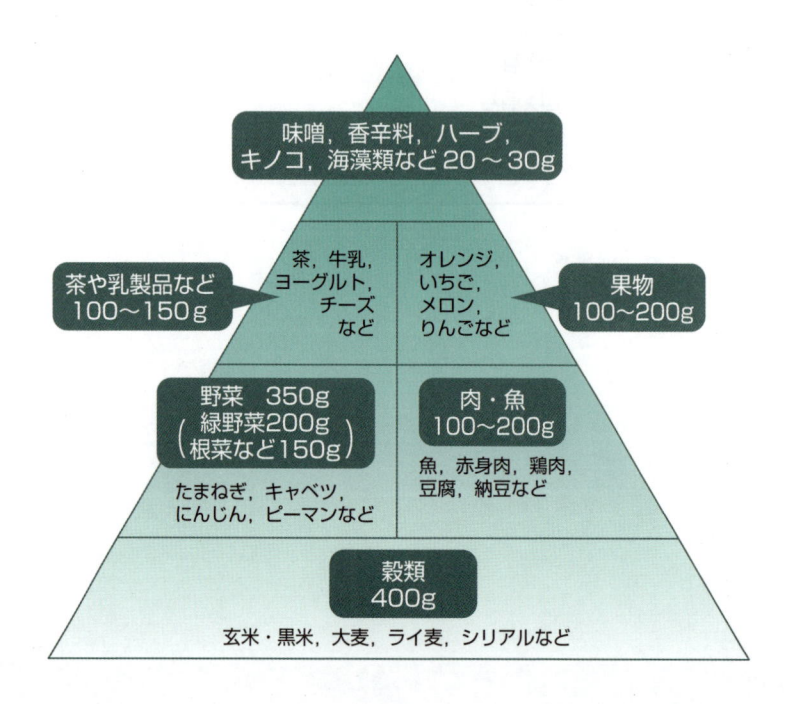

- 味噌，香辛料，ハーブ，キノコ，海藻類など 20～30g
- 茶や乳製品など 100～150g（茶，牛乳，ヨーグルト，チーズなど）
- 果物 100～200g（オレンジ，いちご，メロン，りんごなど）
- 野菜 350g（緑野菜200g，根菜など150g）：たまねぎ，キャベツ，にんじん，ピーマンなど
- 肉・魚 100～200g：魚，赤身肉，鶏肉，豆腐，納豆など
- 穀類 400g：玄米・黒米，大麦，ライ麦，シリアルなど

3. よく噛んで食べる
―活動性の向上と認知症の予防：8020（ハチマルニマル）運動―

日本歯科医師会では，「80歳になっても自分の歯を20本以上保とう」という8020運動を展開していますが，口の健康も認知機能と大いに関係があります。

食べ物を噛むことは，栄養を十分に取り入れるばかりでなく，味わって噛むという動作，食事を楽しむ気持ちが脳によい影響を与えます。

自分の歯で噛んでいる高齢者は，歯のない人や義歯の人より活動的な人が多い傾向にあります。

義歯であっても，認知機能の良好な人ほど口腔内や義歯の手入れが行き届き，認知機能が低下するにつれて口腔内が不潔になりがちです。

4. 健康体重を知る方法

肥満度を知る指標として，身長と体重の比率から計算するBMI（ボディ・マス・インデックス）が使われます。

統計的に最も病気にかかりにくいBMIは22で，標準から離れるほど病気にかかる率は高くなります。

BMIが25を超えると高脂血症や高血圧などの危険率は2倍以上になり，30を超えると肥満症として治療が必要です。

$$BMI = 体重(kg) \div 身長(m)^2$$

BMI 18.5未満	やせ
BMI 18.5〜25未満	標準
BMI 25〜30未満	肥満
BMI 30以上	高度肥満

5. 毎日できる運動―歩くことでメタボリックシンドロームの改善―

歩くことは，最も手軽にできる効果的な運動です。生活の中で無理のない運動を続けていきましょう。

① 歩きやすい靴で，姿勢を正して歩きましょう。

② 四季の風景，気温の変化などを感じながら歩くことは，五感の刺激になります。

③ 食事の30分後から，30分ほどの運動が効果的です。

④ ながら運動でもOK：テレビを見ながらの体操，足踏みなど。

⑤ 体重・腹囲を測定：毎日の記録をつけると意欲が高まります。

喫煙と生活習慣病

健康増進法
　生活習慣病に喫煙が加わることで，動脈硬化が促進されることが明らかになっています。2002年に制定された健康増進法では，喫煙が周りの人の健康に及ぼす害を訴え，禁煙が強く推奨されています。

タバコの健康への影響
・動脈硬化促進 → 狭心症，心筋梗塞，脳梗塞
・閉塞性血栓性血管炎 → 足切断
・歯槽膿漏などの歯周疾患
・がん

タバコをやめるのに「遅すぎる」ということはない

【禁煙期間と効果の関係】

禁煙の期間	体の変化
20分	血圧が正常に戻る
24時間	心臓発作の危険が減る
3日	肺機能が改善する
1～9カ月	肺がきれいになり，感染しにくくなる
5年	肺がん死亡率が減少する
10年	肺がん死亡の危険が非喫煙者と同じ

受動喫煙の害―タバコの煙は周囲や家族を危険にさらす―
　喫煙者が吸う主流煙（フィルター側からの煙）より，周囲の人が吸う副流煙に有毒物質が多いのは，案外知られていません。副流煙には，主流煙の2.8倍のニコチン，4.7倍の一酸化炭素が含まれ，喫煙者本人よりも危険な状態です。
・1日20本以上喫煙する男性の妻（非喫煙者）の肺がん死亡率は，非喫煙者の妻に比べて約2倍です。
・5人以上喫煙者がいて5時間以上副流煙にさらされる非喫煙者の心疾患危険率は，喫煙者のいない職場に比べて21倍以上になります。

生活不活発病の予防

生活不活発病とは

　生活不活発病とは，特にこれといった病気はないのに，生活の活動性が低下したことが原因で心身の機能が衰えることです。学術的には廃用症候群といいますが，手足の筋肉とともに，脳の機能も使わないことで低下します。

　生活が不活発になるとは，それまでしていた家事や外出が「億劫になる」「面倒になる」など，いつの間にか生活の幅が狭まり，家に閉じこもりがちになってくることをいいます。

　きっかけとしては，風邪や骨折で寝込んだ後や近親者との別離，転居などの生活環境の変化などが挙げられます。

運動面だけではない生活不活発病の影響

　介護予防では，転倒予防のリハビリテーションは初期から取り組まれてきました。しかしながら，生活が不活発になることにより認知能力の低下や意欲低下を招く「悪循環」についての認識は，十分とはいえないのが現状です。

　心身ともに不活発な状態を長く続けると脳細胞の減り方も激しく，脳の萎縮が進んできます。

　足腰の老化も，毎日の散歩や運動で防ぐことができるように，脳の老化も適度に使うことによって急激な進行を食いとめることができるのです。

【生活不活発病の兆候】
身体面：筋肉の力が落ちたり，関節が固くなる。
　　　　　動作が遅く，ぎこちなくなる。
　　　　　骨がもろくなり，ちょっとしたことで骨折する。
　　　　　心臓の働きが弱り，疲れやすくなる。
知的面：周囲への関心や知的活動が低下する。
　　　　　うつ傾向となって，何事にも意欲がなくなる。
　　　　　もの忘れが増える。

　以上のように，生活不活発病は「日常生活が不自由になる」ことで表面化してきます。

　次のページのチェックリストを活用し，早期発見に努めましょう。

【生活不活発病チェックリスト】

屋外を歩くこと
　①遠くでも一人で歩いている
　②近くなら一人で歩いている
　③誰かと一緒なら歩いている
　④ほとんど歩いていない

自宅を歩くこと
　①何もつかまらずに歩いている
　②壁や家具を伝わって歩いている
　③誰かと一緒に歩いている
　④ほとんど歩いていない

身の回りの行為（食事，入浴，洗面，トイレなど）
　①外出や旅行のときにも一人でしている
　②自宅内は一人でしている
　③一部助けてもらっている
　④ほとんど助けてもらっている

家事（炊事，洗濯，掃除など）や庭仕事，家の修理など
　①全部している
　②一部している
　③ほとんどしていない

外出の回数
　①ほぼ毎日
　②週3回以上
　③週1回以上
　④月1回以上
　⑤ほとんど外出しない

日中どのくらい体を動かしているか
　①よく動いている
　②座っていることが多い
　③ときどき横になっている
　④ほとんど横になっている

※各項目で①以外の状態がある場合は要注意です。
※生活不活発病が始まっているおそれがあります。
※最近3カ月以内にその状態になった場合は，早く対処する必要があります。

生活不活発病への対処法

　生活不活発病は徐々に進むため自覚しにくいものですが，人と接する機会が少ないと，なおさらそれに気づくのも遅れがちです。

　生活不活発病の予防のためには，以下のことに注意しましょう。

① 生活のリズムを乱さないように，一定の時間には起きて日常の家事や身の回りのことを自分で行いましょう。
② 身支度を整え，昼間は横にならないようにして，1日に1回は家の外に出て他人と接するようにしましょう。
③ 定期的な外出のためには，地域の趣味活動やボランティア活動，デイサービスなどに参加しましょう。

　生活不活発病の予防の中心は，**日常生活の自立**を基本として，**生活上での楽しみ**，**社会参加**を活発にすることです。

　この3つが風車のようにうまく回っているときには，生活不活発病とは縁のない生活ができます。一人だけで生活の活性化をしようとしても難しいので，本人の性格や生活歴を参考にしながら，家族や専門家が適切な助言をすることが必要です。

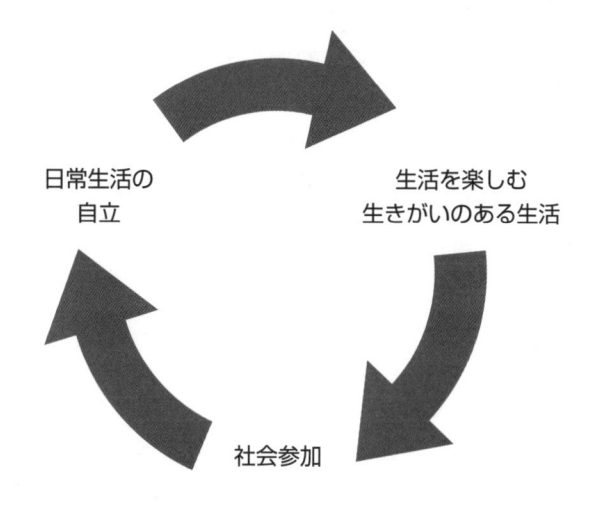

心の健康

「病は気から」という言葉がありますが，古来より，病には自然の気候の変化や人の内から生じる感情が関係するとされてきました。人の感情は「七情」あり，そのバランスを保つことが大切といわれています。

① 怒：心の中の張りつめた怒り
② 喜：こみ上げるうれしさや楽しさ
③ 思：深く考えること
④ 悲：心を痛めて悲しむこと
⑤ 憂：思い悩んで，心が滅入ったりすること
⑥ 恐：恐れること
⑦ 驚：驚いて慌てること

以上に加えて，食事の質・量，姿勢，運動，ストレスが健康に影響を与えます。

ストレスとは

ストレスとは，「心身に何かの負荷がかかった状態」をいい，ボールに例えると，圧力がかかり歪んだような状態のことをいいます。

ストレスは，必ずしも悪いものばかりではなく，日々の生活でまったくストレスのない状態などはありえません。

適度なストレスを上手に解消するには，心置きなく話せる友だちや気分を転換できる趣味をもつことが非常に役に立ちます。

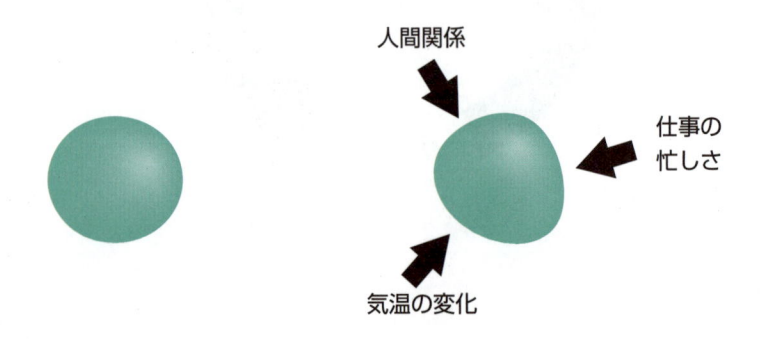

ストレスと上手に付き合う

　ストレスの原因は，病気や近親者との別れなどのつらい出来事から，日々の小さな問題までさまざまであり，生きている限り人間はストレスから逃げることはできません。

　ストレスの対処法の基本は，一人で抱えこまないで，外に表わす方法をもつことです。なんらかの形で表現することで，問題を客観的にとらえることができ，解決の糸口がみえてきます。

　人に話を聞いてもらうことでもいいし，何かを創作すること，体を動かすことなども有効です。

　持続する過度のストレスは，自律神経（交感神経）を過緊張にさせます。アドレナリンの分泌が過剰になって，心拍を速め動脈を収縮させて血圧が上がります。体の不調が心の問題から来ていることもありますので，一人で悩まないで早めに医療機関に相談しましょう。

　うまく心を切り替えてリラックスできると，副交感神経が血圧を低下させ，体を休め心を落ち着かせる状態になります。

　自分に合ったストレス解消法を見つけて，交感神経の緊張状態を緩める時間をもつように，上手にストレスと付き合いましょう。

ストレスと「もの忘れ」

　年齢とともに気になる「もの忘れ」も，過度のストレスと無関係ではありません。悩みに気をとられていたり，疲れてやる気をなくしていたりすると，うっかりもの忘れするということも増えてきます。

　精神的なストレスが継続的に加わると，ホルモンのバランスが崩れ，脳の中で記憶の鍵を握る海馬の細胞が減りはじめ，もの忘れが進むといわれています。しかし，海馬の細胞は関心をもって使うことで増えるという研究もあり，何歳からでも脳は鍛えられるという希望があります。

脳の血流低下と「もの忘れ」

　脳の血流が低下し脳の栄養が不足することも，もの忘れの原因となります。疲労や肩こり，また動脈硬化による血行障害が原因になることも少なくありません。

　夏場は水分の不足による血行障害も要注意です。夏場は意識して水分を取ることで，いわゆる血液ドロドロ状態を防ぐことが大切です。

　睡眠時間の確保と適度な運動，特に肩や首の体操は血行改善に効果的です。

鏡による自己チェック

背筋は伸びていますか？

　自分の姿勢がどうなっているか，ふだんは意識していないものです。気づかないうちに前かがみで，背中が丸まっていることがあります。

　1日1回は，大きな鏡や店のガラスに映る姿で，背筋が伸びているかを確認しましょう。姿勢を正すことで気合いが入り，腹筋・背筋も鍛えられます。

自分の顔を見るのは誰？

　1日のうちどのくらいの時間，自分の顔を見ていますか？

　5分？　10分？　30分？　1時間？……

　どんなにおしゃれな人でも，自分の顔を1時間も見ているというのは，ちょっと難しいことですね。

　それ以外の時間というと，周りの人があなたの顔を見ています。

　明るい笑顔の人の側には，自然と人が集まってきます。

表情を鏡でチェック

　表情はたくさんの筋肉の働きで作られます。

　・眉間にしわを寄せていませんか？

　・口をへの字に曲げていませんか？

　表情筋の衰えは，以下のことからも起こります。

　・噛まない（柔らかい食べ物）→ 顎と頬の筋肉の衰え

　・会話をしない（喜怒哀楽がない）→ 表情筋の衰え

　下の2つの似顔絵は同じ写真から作ったものですが，眉の位置，口の両端（口角）の位置で表情が正反対になってきます。

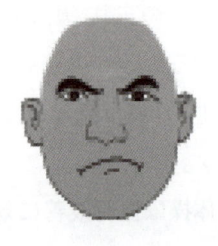

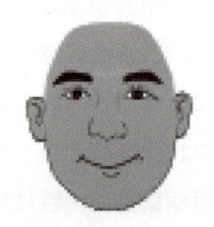

笑顔だからいいことが起きる

　作家の中井俊已氏は，「いいことが起こったから笑顔になるのではなく，笑顔だからいいことが起こる」と笑顔のもつ力を説かれています。

　「鏡による自己チェック」で無意識に険しい表情を作っていた人は，「笑顔筋トレーニング」をしましょう。

　まずは形から入っていくと，気持ちは後でついてくるという実験結果があります。

　好きな音楽を聴き，好きな絵や写真を見ながらだとより効果的です。顔の体操は，若々しく見える表情づくりにも効果的です。

笑顔筋トレーニング

1. 良い姿勢（椅子に深く座り，背筋を伸ばす）
2. 腹式呼吸（おなかに手をあて，息を深く吐く：10回）
3. 頬の運動（頬をふくらます・すぼめる：10回）
4. 舌の運動（舌を大きく出す・引く：10回）
5. 顔の運動
    ①「イ～顔」→ 額に手をあて横に伸ばす
    ②「イ～顔」→ 目の周りを両脇に引き伸ばす
    ③「イ～顔」→ 口の周り（口角）を上方に引き上げる
    ④「イ～顔」→ 耳たぶを引っ張りパッと離す
6. 仕上げ：大きく口を開いて『イ～笑顔(えがお)』と発音しましょう。
    このほか『イ～天気(てんき)』
    　　　　『イ～日和(ひより)』
    　　　　『イ～仲間(なかま)』
    など，自由に付け加えて言ってみましょう。

脳を元気にするのは…

　本章では,「脳の元気を保つ介護予防」というテーマで,脳の機能を維持するために知っておきたい知識を述べてきました。

　「脳を元気にするには？」
　この答えは,それぞれの人の中にあるものです。
　「○○をすればボケない」とか,「○○を食べればボケない」というような,万人に効く特効薬はありません。

　脳の健康からいえることは,「脳が喜ぶこと」「心が楽しいこと」「よかったなと感動すること」。これらの気持ちをもちつづけているうちは大丈夫だということです。
　そんなに大げさなことでなくてもいいのです。
　　早く目が覚めて,きれいな空気の中で朝日を拝んだ。
　　庭にかわいい草花が咲いていた。
　　おいしい漬け物ができた。
　　トイレをぴかぴかに掃除した。
　　子どもに葉書を出してみた。

　自ら進んでやる意欲とか,工夫,発見する能力は,脳の前頭葉が活発に活動している証拠でもあります。
　脳は,いくつになっても学習するものです。
　実年齢は毎年増えていっても,脳年齢は若返ることもできます。

　日々の食生活,運動,社会的交流,趣味などをあらためて見直して,脳の健康維持に努めましょう。

実践編

今日からできる介護予防プログラム

I 声を出す 準備・リラクセーション

1 感覚を高める認知課題：リラクセーション

　ふだん意識しない自分の体の感覚に注意を向けてみましょう。
　体の動き，感覚に注意を向けることで新たな自分を発見し，力の抜けた自然体の感じをつかみましょう。

『座っている姿勢を確認しましょう』
　→足の裏が床についている感じはどうですか？
　→腰は安定していますか？
　→背中は伸びていますか？

『目を閉じてゆっくりと呼吸に注意を向けましょう』
　→どのあたりが動いているのを感じますか？
　→深く呼吸できていますか？

『手を腹部にあててみましょう』
　→手におなかの動く感じが伝わってきますか？
　→大きく動かすとその変化がわかりますか？

『首をゆっくり左右に傾けましょう』
　→首はどのような感じですか？
　→右と左に違いがありますか？
　　□ない
　　□ある→どう違いますか？

『口を大きく開けたり，閉じたりを繰り返しましょう』
　→どんなふうに動いているのを感じますか？
　→右と左に違いがありますか？
　　□ない
　　□ある→どう違いますか？

『舌を大きく出したり，引っ込めたりしましょう』
　→一番注意がいくのはどこですか？
　→舌のほかに動きを感じるところはありますか？

『口唇をしっかり閉じて頬をふくらませましょう』
　→どのあたりが動いているのを感じますか？
　→左右で違いはありますか？
　　□ない
　　□ある→どう違いますか？

『右の手で左の肩に触れてみましょう。
　　左の手で右の肩に触れてみましょう』
　→右と左の感覚に違いがありますか？
　　□ない
　　□ある→どう違いますか？
　→肩を上に持ち上げたあと，ストンと落としてみましょう。
　　力の抜けた感じがわかりますか？

※数回繰り返して，リラックスしたら終わりです。

I 声を出す

脳を活性化するための「音読」

「読む」という働きには，以下のような二つがあります。
【黙読】
　文字を読んで意味を理解することです。これは「読解力」といわれ，必ずしも音声は必要としないので，視覚と脳の文字理解の部分が活性化されます。

> 文字を目でとらえる
> ↓
> 文字の表す意味を思い浮かべる

【音読】
　もう一つは，声に出して文字を読むこと，すなわち「音読」です。
　音読をするためには，次のような脳の働きが活性化されます。

> 文字を目でとらえる
> ↓
> 文字が表す音を思い起こす
> ↓
> その音を発音するプログラムを作る
> ↓
> 実際に発音器官を動かして発音する
> ↓
> 耳で自分の出している音を聞いて確認する

　上記の二つの過程をみると，黙読と音読の違いがわかります。
　黙読は情報を取り入れる受け身の形であるのに対し，音読は情報を取り入れてそれを声に出して表現するという行動が伴ってきます。
　大人になってから，あまり音読する機会のない人が多いと思いますが，思い切って声を出してみると，案外気持ちのいいものです。

音読のすすめ

次のページから，テキストを音読してみましょう。

【効果的な音読のコツ】
① 声を出す前に，おなかに息をたっぷり吸い込みます。
② 声が響くように，話しはじめの息を勢いよく出しましょう。
③ 口を十分に開いて，顎，口唇，舌を大きくはっきり動かしましょう。
④ 単語の区切り，文の切れ目で，一息間をとりましょう。
⑤ 意味を考えながら，子どもに読み聞かせるつもりでゆっくり読みましょう。
⑥ 自分の声をよく聴きながら，声の大きさ，速さを調節しましょう。

※テキストは五十音順ですが，一度に全部読まなくても結構です。

※読みにくいところ，気の向いたところを選んで読んでもかまいません。

※一人で読みにくい場合は，誰かと声を合わせて読みましょう。

輪読のすすめ

介護予防グループやデイサービスなどでは，数人の仲間で一緒に読むのが効果的です。

音読練習をする人が何人かいれば，輪になって声を合わせて読みましょう。

指導者が読んだあとに続いて読む方法もありますが，単調になりがちです。

参加者が1ページずつ読み手になって交代で読むと，より効果的な練習になります。読み手が1区切り読むごとに，ほかの参加者が後に続いて読む方法をとると，参加者全員が主役なることができます。

多人数で読む効果として，以下の利点があります。

① 皆で声を合わせると，自然に大きな声が出せます。
② 他人の音読を聴くことで，自分の読み方を振り返ることができます。
③ 他人の前で読むことで，適度な緊張感と集中力が保てます。
④ 音読練習でウォーミングアップした後は，自己紹介や近況報告など，自然な交流の時間に移りやすくなります。

このテキストが楽に読めるようになったら，詩や小説など，いろいろな種類の音読に挑戦しましょう。

ア行の練習

ア　エ　イ　ウ　エ　オ　ア　オ

あ	あめ 雨	あさひ 朝日	あんないじょう 案内状	あんぜんうんてん 安全運転
い	いえ 家	いしばし 石橋	いんりょうすい 飲料水	いっせきにちょう 一石二鳥
う	うし 牛	うえき 植木	うんどうかい 運動会	うちゅうりょこう 宇宙旅行
え	えき 駅	えいよう 栄養	えいがかん 映画館	えんまんかいけつ 円満解決
お	おか 丘	おんがく 音楽	おんどけい 温度計	おんこちしん 温故知新

① 明日(あした)は　明日(あした)の　風(かぜ)が　吹(ふ)く
② 一寸(いっすん)の　虫(むし)にも　五分(ごぶ)の　魂(たましい)
③ 歌(うた)は　世(よ)につれ　世(よ)は　歌(うた)につれ
④ 縁(えん)は　異(い)なもの　味(あじ)なもの
⑤ 鬼(おに)に　金棒(かなぼう)

カ行の練習

カ ケ キ ク ケ コ カ コ

か	顔(かお)	買物(かいもの)	海王星(かいおうせい)	花鳥風月(かちょうふうげつ)
き	北(きた)	季節(きせつ)	金婚式(きんこんしき)	喜色満面(きしょくまんめん)
く	草(くさ)	口笛(くちぶえ)	草野球(くさやきゅう)	空前絶後(くうぜんぜつご)
け	県(けん)	計画(けいかく)	研究所(けんきゅうしょ)	健康維持(けんこういじ)
こ	米(こめ)	公園(こうえん)	行進曲(こうしんきょく)	公明正大(こうめいせいだい)

① かわいい 子には 旅(たび)を させよ
② 今日(きょう)は 人(ひと)の身(み), 明日(あす)は わが身(み)
③ 君子(くんし) 危(あや)うきに 近寄(ちかよ)らず
④ 芸(げい)は 身(み)を 助(たす)ける
⑤ 郷(ごう)に 入(い)っては 郷(ごう)に 従(したが)え

I 声を出す

サ行の練習

サ セ シ ス セ ソ サ ソ

さ	さら 皿	さかみち 坂道	さくらなみき 桜並木	さんしすいめい 山紫水明
し	しろ 白	しんぶん 新聞	しんてんち 新天地	じゆうじざい 自由自在
す	すみ 炭	すなはま 砂浜	すいどうすい 水道水	ずかんそくねつ 頭寒足熱
せ	せき 席	せかい 世界	せんばづる 千羽鶴	せいこううどく 晴耕雨読
そ	そら 空	そこく 祖国	そくどけい 速度計	そういくふう 創意工夫

① 先んずれば すなわち 人を 制す
② 人事を 尽くして 天命を 待つ
③ 好きこそ 物の 上手なれ
④ 急いては 事を 仕損ずる
⑤ 損して 得とれ

タ行の練習

タ　テ　チ　ツ　テ　ト　タ　ト

た	竹(たけ)	田畑(たはた)	誕生日(たんじょうび)	大器晩成(たいきばんせい)
ち	父(ちち)	地球(ちきゅう)	地下水(ちかすい)	沈思黙考(ちんしもっこう)
つ	土(つち)	通貨(つうか)	月見草(つきみそう)	津津浦浦(つつうらうら)
て	手(て)	天気(てんき)	寺子屋(てらこや)	適材適所(てきざいてきしょ)
と	鳥(とり)	時計(とけい)	特等席(とくとうせき)	独立独歩(どくりつどっぽ)

① 旅(たび)は　道連(みちづ)れ　世(よ)は　情(なさ)け
② ちりも　積(つ)もれば　山(やま)となる
③ つり落(お)とした　魚(さかな)は　大(おお)きい
④ 照(て)る日(ひ)　曇(くも)る日(ひ)　いろいろ　あれど
⑤ 読書(どくしょ)　百遍(ひゃっぺん)　義(ぎ)　おのずから　通(つう)ず

ナ行の練習

ナ ネ ニ ヌ ネ ノ ナ ノ

な	夏(なつ)	名前(なまえ)	内服薬(ないふくやく)	南極大陸(なんきょくたいりく)
に	庭(にわ)	人間(にんげん)	日記帳(にっきちょう)	日進月歩(にっしんげっぽ)
ぬ	沼(ぬま)	布地(ぬのじ)	絹織物(きぬおりもの)	一念発起(いちねんほっき)
ね	猫(ねこ)	年輪(ねんりん)	熱帯魚(ねったいぎょ)	年末年始(ねんまつねんし)
の	脳(のう)	野菊(のぎく)	農作物(のうさくもつ)	能率向上(のうりつこうじょう)

① 情(なさ)けは 人(ひと)の ためならず
② 二度(にど) あることは 三度(さんど)ある
③ 濡(ぬ)れ手(て)で 粟(あわ)
④ 念(ねん)には 念(ねん)を 入(い)れ
⑤ 喉元(のどもと) 過(す)ぎれば 熱(あつ)さを 忘(わす)れる

ハ行の練習

ハ ヘ ヒ フ ヘ ホ ハ ホ

は	花(はな)	浜辺(はまべ)	博物館(はくぶつかん)	博学多才(はくがくたさい)
ひ	人(ひと)	広場(ひろば)	飛行機(ひこうき)	品行方正(ひんこうほうせい)
ふ	船(ふね)	封筒(ふうとう)	富士山(ふじさん)	風林火山(ふうりんかざん)
へ	兵(へい)	平和(へいわ)	平常心(へいじょうしん)	変幻自在(へんげんじざい)
ほ	本(ほん)	星空(ほしぞら)	北海道(ほっかいどう)	豊年満作(ほうねんまんさく)

① 早起きは 三文の徳
② 百聞は 一見に しかず
③ 文は やりたし 書く手は 持たず
④ 下手の 考え 休むに 似たり
⑤ 骨折り損の くたびれ もうけ

Ⅰ 声を出す　85

マ行の練習

マ メ ミ ム メ モ マ モ

ま	豆(まめ)	松林(まつばやし)	万歩計(まんぽけい)	満場一致(まんじょういっち)
み	耳(みみ)	未来(みらい)	道案内(みちあんない)	民主主義(みんしゅしゅぎ)
む	虫(むし)	昔話(むかしばなし)	虫眼鏡(むしめがね)	無病息災(むびょうそくさい)
め	飯(めし)	目薬(めぐすり)	名選手(めいせんしゅ)	明鏡止水(めいきょうしすい)
も	森(もり)	毛布(もうふ)	目的地(もくてきち)	門外不出(もんがいふしゅつ)

① 待(ま)てば 海路(かいろ)の 日和(ひより)あり
② 水(みず) 清(きよ)ければ 魚(うお) 住(す)まず
③ 無理(むり)が 通(とお)れば 道理(どうり) 引(ひ)っ込(こ)む
④ 目(め)は 口(くち)ほどに ものを 言(い)う
⑤ 門前(もんぜん)の 小僧(こぞう) 習(なら)わぬ 経(きょう)を 読(よ)む

ヤ行・ワ行の練習

ヤ エ イ ユ エ ヨ ヤ ヨ

や	山(やま)	野菜(やさい)	野球場(やきゅうじょう)	夜行列車(やこうれっしゃ)
ゆ	雪(ゆき)	夕日(ゆうひ)	郵便局(ゆうびんきょく)	油断大敵(ゆだんたいてき)
よ	夜(よる)	洋服(ようふく)	葉緑素(ようりょくそ)	用意周到(よういしゅうとう)
わ	綿(わた)	和歌(わか)	若武者(わかむしゃ)	和風料理(わふうりょうり)
ん	天(てん)	人間(にんげん)	新幹線(しんかんせん)	千変万化(せんぺんばんか)

① 山(やま) 高(たか)きがゆえに 尊(たっと)からず
② 有終(ゆうしゅう)の 美(び)を かざる
③ 寄(よ)らば 大樹(たいじゅ)の 陰(かげ)
④ 笑(わら)う 門(かど)には 福(ふく) 来(きた)る
⑤ 渡(わた)る 世間(せけん)に 鬼(おに)は なし

ラ行の練習

ラ レ リ ル レ ロ ラ ロ

ら	らん 蘭	らくえん 楽園	らくせいしき 落成式	らくてんしゅぎ 楽天主義
り	りく 陸	りょこう 旅行	りょうりにん 料理人	りろせいぜん 理路整然
る	るい 類	るいせん 涙腺	るすばん 留守番	りんきおうへん 臨機応変
れ	れい 礼	れんしゅう 練習	れいぞうこ 冷蔵庫	れきしねんぴょう 歴史年表
ろ	ろ 路	ろうほう 朗報	ろうどうりょく 労働力	ろうにゃくなんにょ 老若男女

① 楽(らく)は 苦(く)の種(たね) 苦(く)は 楽(らく)の種(たね)
② 良薬(りょうやく)は 口(くち)に 苦(にが)し
③ るりも はりも 照(て)らせば 光(ひか)る
④ 類(るい)は 友(とも)を 呼(よ)ぶ
⑤ 論(ろん)より 証拠(しょうこ)

早口言葉を遅口言葉に

早口言葉はなぜもつれる？
早口言葉がもつれる理由を種明かししましょう。
早口言葉には，同じ発音か，よく似た音が繰り返し出てきます。
そのため，前後の音に影響されて言い間違いが起こります。
また，発音にだけ注意を向けて，意味を考えないと間違います。

次の早口言葉をみてみましょう。
意味不明の音の続きも，間を取って漢字に直し，意味がわかると発音しやすくなります。
特にもつれやすい部分は，指折りして言うと楽に発音できます。
早口言葉を遅口言葉にして，口と頭の体操をしましょう。

　　　　　　　　すももももももものうち

　　　　　　　すもも　も　もも　も　ももの　うち

　　　　　　　李も　　　桃も　　　桃の　　うち
　　　　　　（すもも）

準備体操（アナウンサー泣かせの単語）

　暖かく（あたたかく）

　初出場（はつ/しゅつ/じょう）

　手術中（しゅ/じゅつ/ちゅう）

　骨粗鬆症（こつ/そしょう/しょう）

　老若男女（ろう/にゃく/なん/にょ）

　詳細を調査中（しょうさい/を/ちょうさ/ちゅう）

Ⅰ　声を出す

早口言葉に挑戦

生麦 生米 生卵

右の 耳から 耳輪を 三つ

栗の木の 潜り戸は 潜りにくい 潜り戸

青 巻紙 赤 巻紙 黄 巻紙

隣の 客は よく柿 食う 客だ

庭には 二羽 裏庭には 二羽 鶏がいる

裏の 竹垣に 竹 立てかけた

東京 特許 許可 局

坊主が 屏風に 上手に 坊主の 絵を描いた

滑舌練習に挑戦

寿限無(じゅげむ)

寿限無(じゅげむ)　寿限無(じゅげむ)　五劫(ごこう)の摺(す)り切(き)れ

海砂利水魚(かいじゃりすいぎょ)の　水行末(すいぎょうまつ)　雲来末(うんらいまつ)

風来末(ふうらいまつ)　喰(く)う　寝(ね)る所(ところ)に　住(す)む所(ところ)

やぶら　こうじの　ぶらこうじ

パイポ　パイポ　パイポの

シューリンガン　シューリンガンの

グーリンダイ　グーリンダイの

ポンポコピーの　ポンポコナーの

長久命(ちょうきゅうめい)の　長助(ちょうすけ)

3分間スピーチに挑戦

スピーチは，どうも苦手という人が多いようです。
何の準備もなく話すのは大変ですが，要点をメモしておくと楽に話ができます。

＊話の要点とは，
　「いつ」
　「どこで」
　「だれが」
　「なにを」
　「どうした」
以上を話したうえで，自分の感想を一言つけ加えましょう。

　毎日のニュースを1つ選んで，この5つの要点をノートに書いていくと日記代わりにもなります。
　書いたメモをもとに，小グループで簡単なスピーチの練習をすると「記憶の強化」と「発音練習」になり一石二鳥です。

3分間スピーチ・ノート

　　　　年　　　月　　　日　　曜日　　天気（　　　　）

【話　題】

い　つ：

どこで：

だれが：

なにを：

どうした：

感　想：

　　　　年　　　月　　　日　　曜日　　天気（　　　　）

【話　題】

い　つ：

どこで：

だれが：

なにを：

どうした：

感　想：

Ⅱ 字を書く

脳を活性化するための「なぞり書き」「書き写し」

　1日に何回くらいペン（鉛筆）を持ちますか？
　人間の言語の学習は，ほとんどが「聴く」「話す」「読む」「書く」という順に進んでいきます。言い換えると，これと逆の順に衰えて行きがちです。
　日常生活の中で自然に聞き覚える話し言葉と違って，文字は時間をかけて学ばないと身につかないものです。それだけに，使わないと忘れることも起こってきます。
　「最近記憶が…」と心配する人は，「漢字のど忘れ」もあるのではないでしょうか。積極的に，ペンを持って脳の活性化を図りましょう。

【なぞり書き】
　文字をなぞるだけでも，視覚と空間認知と手の運動をつかさどる部分が活性化されます。

> 文字を見て大きさ，形を認知する
> ↓
> 運動のイメージを作る
> ↓
> 脳の命令どおりに手を動かす

【書き写し】
　書き写す場合には，記憶して思い起こすという作業が加わります。

> 文字を見て大きさ，形を認知する
> ↓
> 文字を記憶する
> ↓
> 実際に手を動かし書く
> ↓
> 目で正しく書けているか確認する

それでは，灰色の部分を「なぞり書き」し，次は「書き写し」をしましょう。
コツは以下の5つです。
　　①姿勢を正して座る
　　②体の正面に教材を置く
　　③これからなぞる字の形，大きさをよく見る
　　④まず頭の中で手を動かしてみる
　　⑤線の長さや傾きをよく見て，注意深く手を動かす

同じ仲間の漢字

曜日	月 火 水 木 金 土 日
天気	晴 曇 雨 雪 雷 風 嵐
家族	父 母 子 兄 弟 姉 妹
体	口 目 耳 鼻 手 足 頭

| 自然 | 山 川 田 土 石 空 海 |

| 色 | 赤 青 白 黒 緑 黄 紫 |

| 植物 | 木 花 草 米 松 竹 梅 |

| 動物 | 犬 猫 牛 馬 羊 豚 猿 |

いろは歌

せ	み	あ	け	の	な	た	る	へ	い
す	し	さ	ふ	お	ら	れ	を	と	ろ
(ゑ)	き	こ	く	む	そ	わ	ち	は	
ひ	ゆ	え	や	う	つ	か	り	に	
も	め	て	ま	(ゐ)	ね	よ	ぬ	ほ	

都道府県

北海道	青森	岩手	宮城
秋田	山形	福島	茨城
栃木	群馬	埼玉	千葉
東京	神奈川	新潟	富山
石川	福井	山梨	長野
岐阜	静岡	愛知	三重

滋賀	京都	大阪	兵庫
奈良	和歌山	鳥取	島根
岡山	広島	山口	徳島
香川	愛媛	高知	福岡
佐賀	長崎	熊本	大分
宮崎	鹿児島	沖縄	

ア行の練習

あ	雨(あめ)	朝日(あさひ)	案内状(あんないじょう)	安全運転(あんぜんうんてん)
い	家(いえ)	石橋(いしばし)	飲料水(いんりょうすい)	一石二鳥(いっせきにちょう)
う	牛(うし)	植木(うえき)	運動会(うんどうかい)	宇宙旅行(うちゅうりょこう)
え	駅(えき)	栄養(えいよう)	映画館(えいがかん)	円満解決(えんまんかいけつ)
お	丘(おか)	音楽(おんがく)	温度計(おんどけい)	温故知新(おんこちしん)

① 明日(あした)は 明日(あした)の 風(かぜ)が 吹(ふ)く
② 一寸(いっすん)の 虫(むし)にも 五分(ごぶ)の 魂(たましい)
③ 歌(うた)は 世(よ)につれ 世(よ)は 歌(うた)につれ
④ 縁(えん)は 異(い)なもの 味(あじ)なもの
⑤ 鬼(おに)に 金棒(かなぼう)

実践編

あ			
い			
う			
え			
お			

① _____

② _____

③ _____

④ _____

⑤ _____

カ行の練習

か	顔(かお)	買物(かいもの)	海王星(かいおうせい)	花鳥風月(かちょうふうげつ)
き	北(きた)	季節(きせつ)	金婚式(きんこんしき)	喜色満面(きしょくまんめん)
く	草(くさ)	口笛(くちぶえ)	草野球(くさやきゅう)	空前絶後(くうぜんぜつご)
け	凛(けん)	計画(けいかく)	研究所(けんきゅうしょ)	健康維持(けんこういじ)
こ	米(こめ)	公園(こうえん)	行進曲(こうしんきょく)	公明正大(こうめいせいだい)

① かわいい 子には 旅(たび)を させよ
② 今日(きょう)は 人(ひと)の身(み)，明日(あす)は わが身(み)
③ 君子(くんし) 危(あや)うきに 近寄(ちかよ)らず
④ 芸(げい)は 身(み)を 助(たす)ける
⑤ 郷(ごう)に 入(い)っては 郷(ごう)に 従(したが)え

か			
き			
く			
け			
こ			

① _____

② _____

③ _____

④ _____

⑤ _____

サ行の練習

さ	皿 さら	坂道 さかみち	桜並木 さくらなみき	山紫水明 さんしすいめい
し	白 しろ	新聞 しんぶん	新天地 しんてんち	自由自在 じゆうじざい
す	炭 すみ	砂浜 すなはま	水道水 すいどうすい	頭寒足熱 ずかんそくねつ
せ	席 せき	世界 せかい	千羽鶴 せんばづる	晴耕雨読 せいこううどく
そ	空 そら	祖国 そこく	速度計 そくどけい	創意工夫 そういくふう

① 先んずれば すなわち 人を 制す
② 人事を 尽くして 天命を 待つ
③ 好きこそ 物の 上手なれ
④ 急いては 事を 仕損ずる
⑤ 損して 得とれ

さ			
し			
す			
せ			
そ			

① _____

② _____

③ _____

④ _____

⑤ _____

タ行の練習

た	竹(たけ)	田畑(たはた)	誕生日(たんじょうび)	大器晩成(たいきばんせい)
ち	父(ちち)	地球(ちきゅう)	地下水(ちかすい)	沈思黙考(ちんしもっこう)
つ	土(つち)	通貨(つうか)	月見草(つきみそう)	津津浦浦(つつうらうら)
て	手(て)	天気(てんき)	寺子屋(てらこや)	適材適所(てきざいてきしょ)
と	鳥(とり)	時計(とけい)	特等席(とくとうせき)	独立独歩(どくりつどっぽ)

① 旅(たび)は 道連(みちづ)れ 世(よ)は 情(なさ)け
② ちりも 積(つ)もれば 山(やま)となる
③ つり落(お)とした 魚(さかな)は 大(おお)きい
④ 照(て)る日(ひ) 曇(くも)る日(ひ) いろいろ あれど
⑤ 読書(どくしょ) 百遍(ひゃっぺん) 義(ぎ) おのずから 通(つう)ず

た			
ち			
つ			
て			
と			

① _____

② _____

③ _____

④ _____

⑤ _____

ナ行の練習

な	夏（なつ）	名前（なまえ）	内服薬（ないふくやく）	南極大陸（なんきょくたいりく）
に	庭（にわ）	人間（にんげん）	日記帳（にっきちょう）	日進月歩（にっしんげっぽ）
ぬ	沼（ぬま）	布地（ぬのじ）	絹織物（きぬおりもの）	一念発起（いちねんほっき）
ね	猫（ねこ）	年輪（ねんりん）	熱帯魚（ねったいぎょ）	年末年始（ねんまつねんし）
の	脳（のう）	野菊（のぎく）	農作物（のうさくもつ）	能率向上（のうりつこうじょう）

① 情（なさ）けは 人（ひと）の ためならず
② 二度（にど） あることは 三度（さんど）ある
③ 濡（ぬ）れ手（て）で 粟（あわ）
④ 念（ねん）には 念（ねん）を 入（い）れ
⑤ 喉元（のどもと） 過（す）ぎれば 熱（あつ）さを 忘（わす）れる

な			
に			
ぬ			
ね			
の			

① _____
② _____
③ _____
④ _____
⑤ _____

ハ行の練習

は	はな 花	はまべ 浜辺	はくぶつかん 博物館	はくがくたさい 博学多才
ひ	ひと 人	ひろば 広場	ひこうき 飛行機	ひんこうほうせい 品行方正
ふ	ふね 船	ふうとう 封筒	ふじさん 富士山	ふうりんかざん 風林火山
へ	へい 兵	へいわ 平和	へいじょうしん 平常心	へんげんじざい 変幻自在
ほ	ほん 本	ほしぞら 星空	ほっかいどう 北海道	ほうねんまんさく 豊年満作

① 早起きは 三文の徳
② 百聞は 一見に しかず
③ 文は やりたし 書く手は 持たず
④ 下手の 考え 休むに 似たり
⑤ 骨折り損の くたびれ もうけ

は			
ひ			
ふ			
へ			
ほ			

① _____

② _____

③ _____

④ _____

⑤ _____

マ行の練習

ま	豆(まめ)	松林(まつばやし)	万歩計(まんぽけい)	満場一致(まんじょういっち)
み	耳(みみ)	未来(みらい)	道案内(みちあんない)	民主主義(みんしゅしゅぎ)
む	虫(むし)	昔話(むかしばなし)	虫眼鏡(むしめがね)	無病息災(むびょうそくさい)
め	飯(めし)	目薬(めぐすり)	名選手(めいせんしゅ)	明鏡止水(めいきょうしすい)
も	森(もり)	毛布(もうふ)	目的地(もくてきち)	門外不出(もんがいふしゅつ)

① 待(ま)てば 海路(かいろ)の 日和(ひより)あり
② 水(みず) 清(きよ)ければ 魚(うお) 住(す)まず
③ 無理(むり)が 通(とお)れば 道理(どうり) 引(ひ)っ込(こ)む
④ 目(め)は 口(くち)ほどに ものを 言(い)う
⑤ 門前(もんぜん)の 小僧(こぞう) 習(なら)わぬ 経(きょう)を 読(よ)む

ま			
み			
む			
め			
も			

① _____

② _____

③ _____

④ _____

⑤ _____

ヤ行・ワ行の練習

や	山(やま)	野菜(やさい)	野球場(やきゅうじょう)	夜行列車(やこうれっしゃ)
ゆ	雪(ゆき)	夕日(ゆうひ)	郵便局(ゆうびんきょく)	油断大敵(ゆだんたいてき)
よ	夜(よる)	洋服(ようふく)	葉緑素(ようりょくそ)	用意周到(よういしゅうとう)
わ	綿(わた)	和歌(わか)	若武者(わかむしゃ)	和風料理(わふうりょうり)
ん	天(てん)	人間(にんげん)	新幹線(しんかんせん)	千変万化(せんぺんばんか)

① 山(やま) 高(たか)きがゆえに 尊(たっと)からず
② 有終(ゆうしゅう)の 美(び)を かざる
③ 寄(よ)らば 大樹(たいじゅ)の 陰(かげ)
④ 笑(わら)う 門(かど)には 福(ふく) 来(きた)る
⑤ 渡(わた)る 世間(せけん)に 鬼(おに)は なし

や			
ゆ			
よ			
わ			
ん			

① _____

② _____

③ _____

④ _____

⑤ _____

ラ行の練習

ら	蘭(らん)	楽園(らくえん)	落成式(らくせいしき)	楽天主義(らくてんしゅぎ)
り	陸(りく)	旅行(りょこう)	料理人(りょうりにん)	理路整然(りろせいぜん)
る	類(るい)	涙腺(るいせん)	留守番(るすばん)	臨機応変(りんきおうへん)
れ	礼(れい)	練習(れんしゅう)	冷蔵庫(れいぞうこ)	歴史年表(れきしねんぴょう)
ろ	路(ろ)	朗報(ろうほう)	労働力(ろうどうりょく)	老若男女(ろうにゃくなんにょ)

① 楽(らく)は 苦(く)の種(たね) 苦(く)は 楽(らく)の種(たね)
② 良薬(りょうやく)は 口(くち)に 苦(にが)し
③ るりも はりも 照(て)らせば 光(ひか)る
④ 類(るい)は 友(とも)を 呼(よ)ぶ
⑤ 論(ろん)より 証拠(しょうこ)

ら			
り			
る			
れ			
ろ			

① _____

② _____

③ _____

④ _____

⑤ _____

歌の効用　歌詞の書き取り

　言葉や計算が左脳を中心に働いているのに対して，歌や絵またはゲームなどは右脳の関与が大きいといわれています。

　失語症になってまったく言葉が出ないのに歌はある程度歌えるというのは，そう珍しいことではありません。

　歌は，リズムやメロディなどと一緒になって脳の記憶にしまわれています。ずいぶん長い間歌ったことのない歌でも，メロディを聴いただけで思い出すのは，このためです。

　特に子どものころ歌った唱歌などは，何十年経っても歌詞を見ないで歌えるほど，記憶の奥深くに刻まれています。

　懐かしい歌を聴くとその当時の情景までよみがえって，心地よい記憶の部分を刺激してくれることでしょう。

＊歌の歌詞を書いてみましょう。

　自分で「書く」という行為は，「覚える」という点においても，「思い出す」という点においても効果的です。

　さらに，実際に言葉を一つひとつ書いていくことで，今まで何気なく歌っていた歌詞のもつ意味に気がつきます。

　例えるならば，ふだんは車でさっと通り過ぎている道を自分の足でゆっくり歩いてみると，周りの景色に思いがけない発見がある，そんな感覚です。

　思い出せない歌は歌集を見ながら，歌詞を一字一字，写してみてください。

　きっと新しく発見することがあるでしょう。

新聞の切り抜き日記

　日記をつけるのは面倒という方，失語症などで文字を書くのが難しい方は，新聞の写真や記事を切り抜いてノートに貼るだけで立派な日記になります。

＊以下の手順で楽しみましょう。

① 新聞の写真や見出しに目を通しましょう。

② おもしろいと思った写真や記事を切り抜きましょう。

③ 切り抜いた写真をノートに貼って日付を書きましょう。

④ 切り抜き帳をほかの人に見せて，一緒に楽しみましょう。

＊ゆとりがあれば，見出しや記事を余白に書き写していくと文字の練習にもなります。

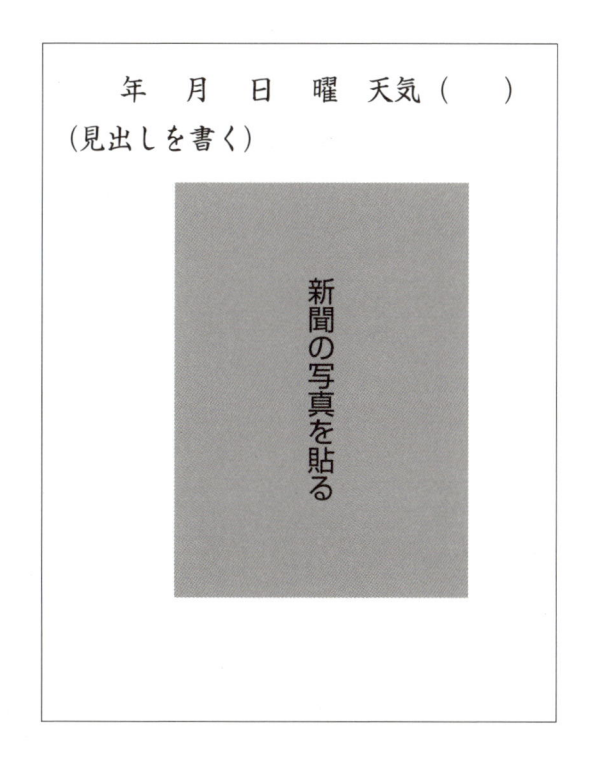

```
　　年　月　日　曜　天気（　）
（見出しを書く）

　　　　新聞の写真を貼る
```

Ⅱ　字を書く

日記課題

日時 平成　年　月　日　曜日　　時　分	天気	体調	今日の予定	午前 午後	徒然なるままに… ● 興味のあったニュース ● 今日の出来事　など	

III 言葉を楽しむ

塗り絵単語カード

絵カードにはいろいろな使い方があります。

言語訓練では,「単語を聴いて理解する」「ものの名前を発音する」「文字と絵を合わせる」など,言語障害をもつ人の目的に合わせて使います。

このテキストでは,言語障害のない人でも,脳の活性化のために多様な使い方ができるように,単純な線画にしました。使う人の視力,能力に応じて,拡大して使いましょう。

以下の使用例に応じて十分活用した後は,自由にオリジナルの絵を描いて絵の種類を増やしていきましょう。

＊使用法
【模写】（絵をまねて描く）
　まねて描くのは簡単なようですが,正確に描くには,注意して形と大きさを再現する注意力と空間認識力が必要です。

【塗り絵】（線画に色を塗る）
　色の選択,画材（色鉛筆,クレヨン,絵の具）の選択,形の認知,巧緻性など,色を塗ると人によって個性が現れてきます。

【単語絵カード】
　失語症の方は,単語の聞き取り,ものの名前を思い出す練習に使えます。

【カードゲーム】（2人以上でできる課題）
1. 語の説明力を高める
　絵カードを切り離し,一人が絵の説明をし,相手にどのカードか当ててもらいます。
2. 記憶力と空間認知を高める
　同じ絵が2枚1組になるようコピーして,厚紙に張るかラミネート加工し,神経衰弱の形で使います。

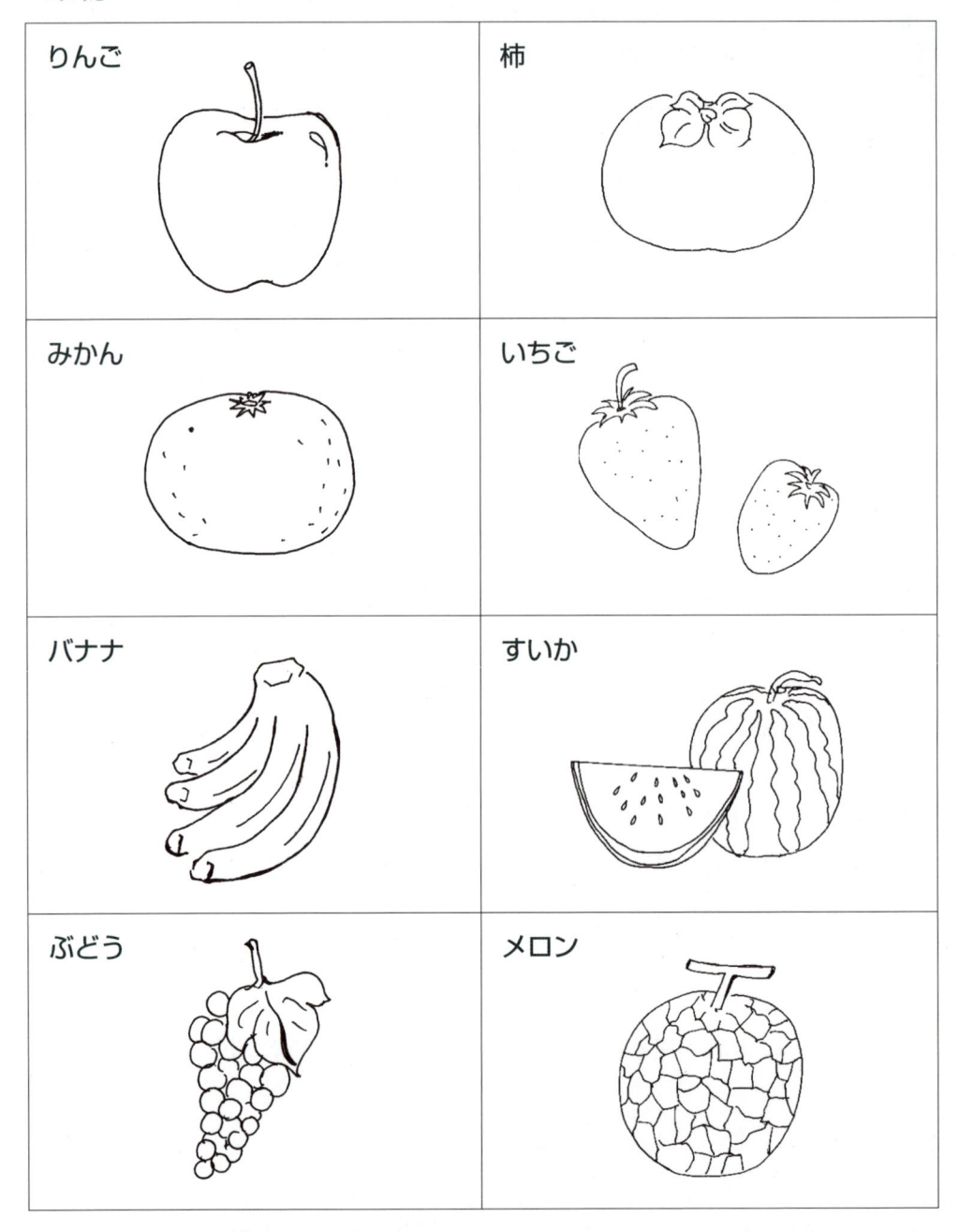

果物

りんご	柿
みかん	いちご
バナナ	すいか
ぶどう	メロン

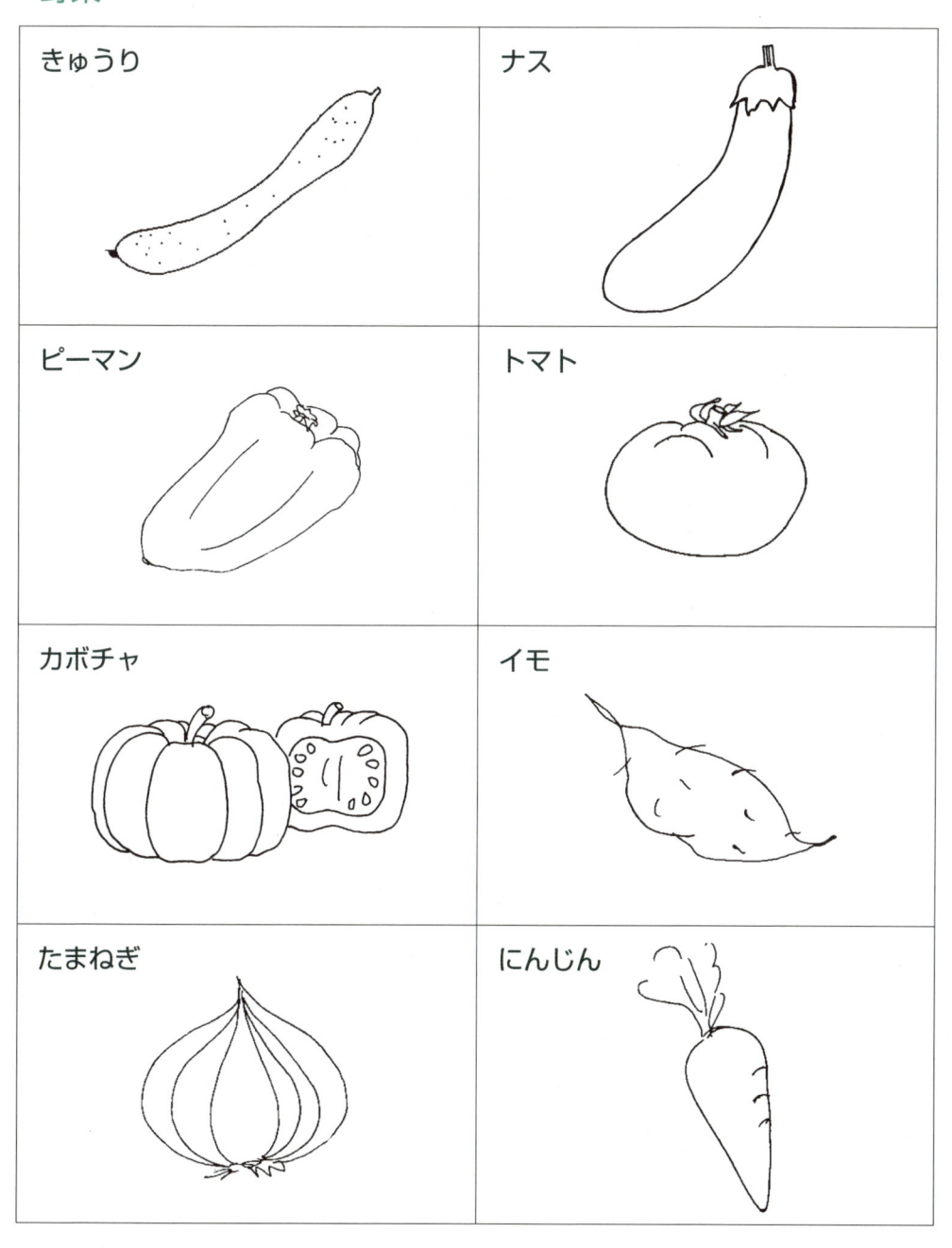

野菜

きゅうり	ナス
ピーマン	トマト
カボチャ	イモ
たまねぎ	にんじん

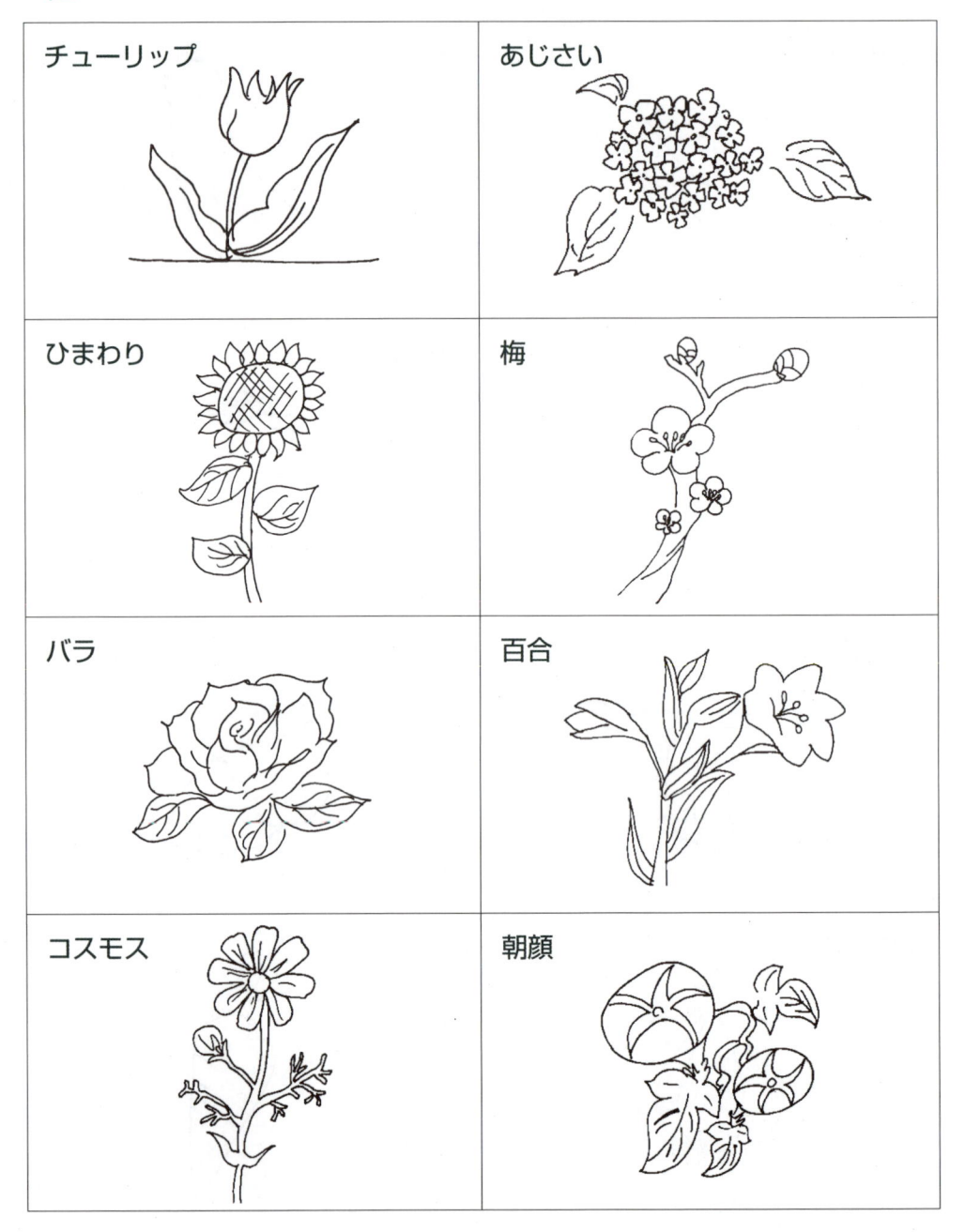

花

チューリップ	あじさい
ひまわり	梅
バラ	百合
コスモス	朝顔

乗り物

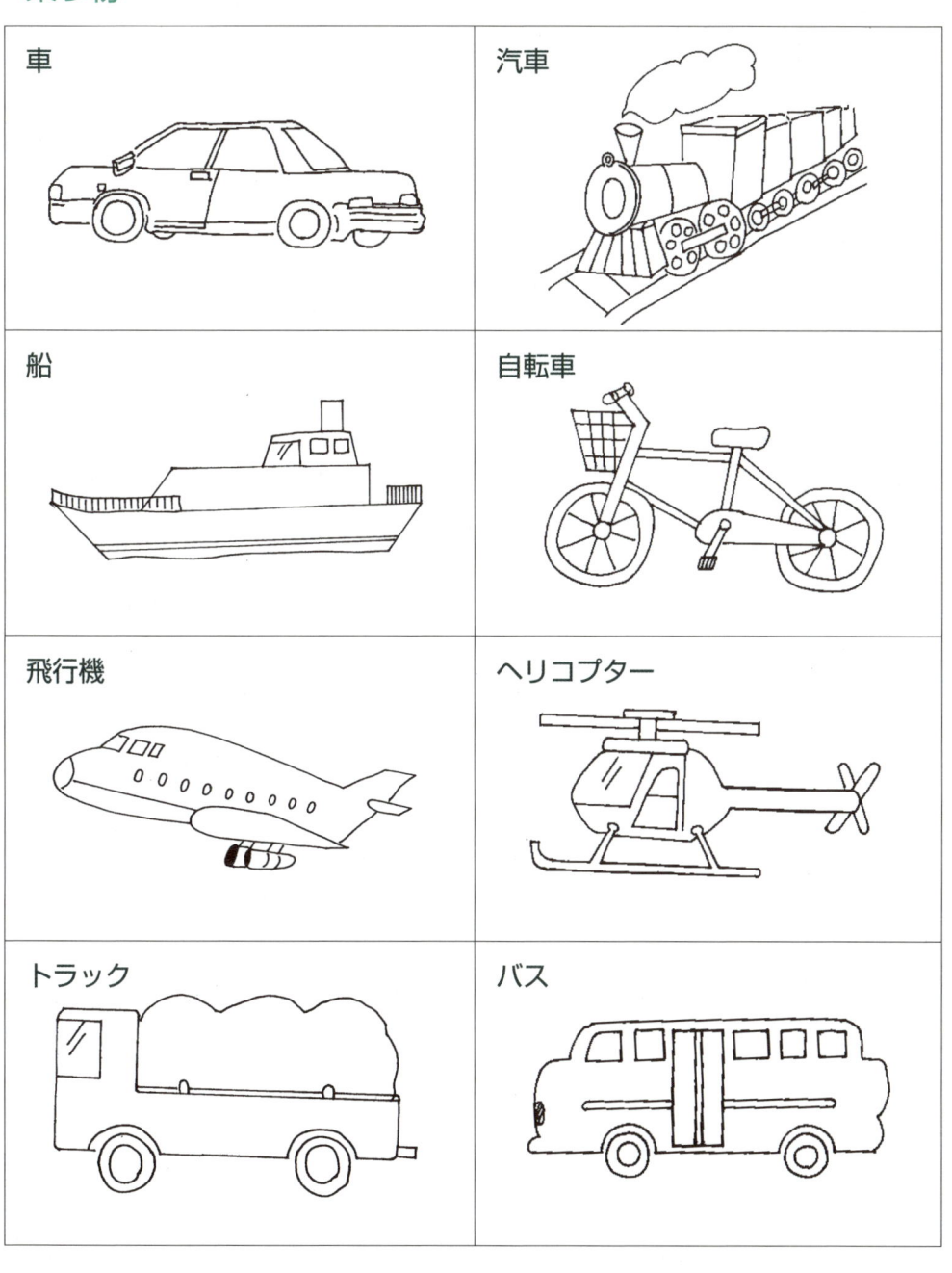

車	汽車
船	自転車
飛行機	ヘリコプター
トラック	バス

生き物

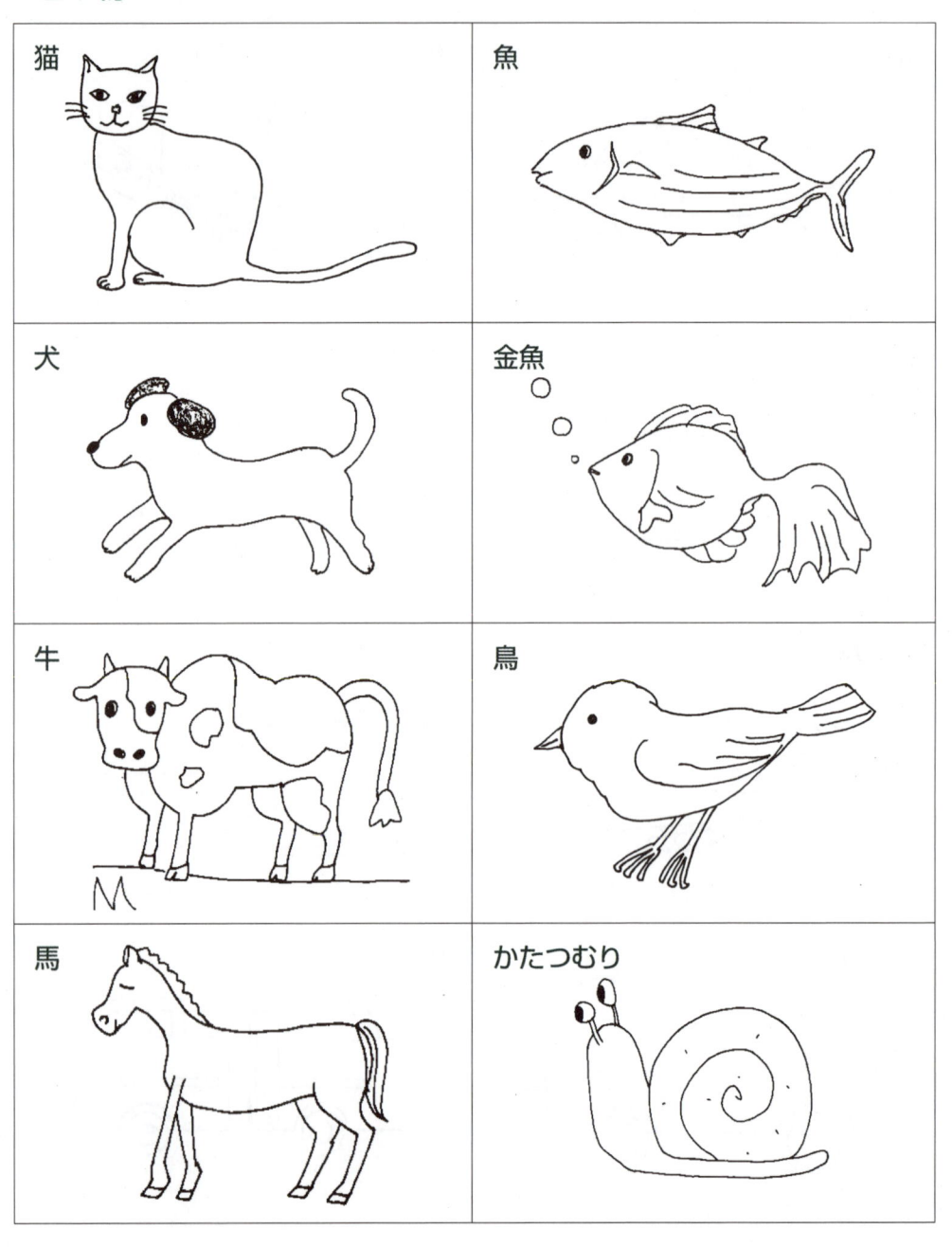

猫	魚
犬	金魚
牛	鳥
馬	かたつむり

生活道具

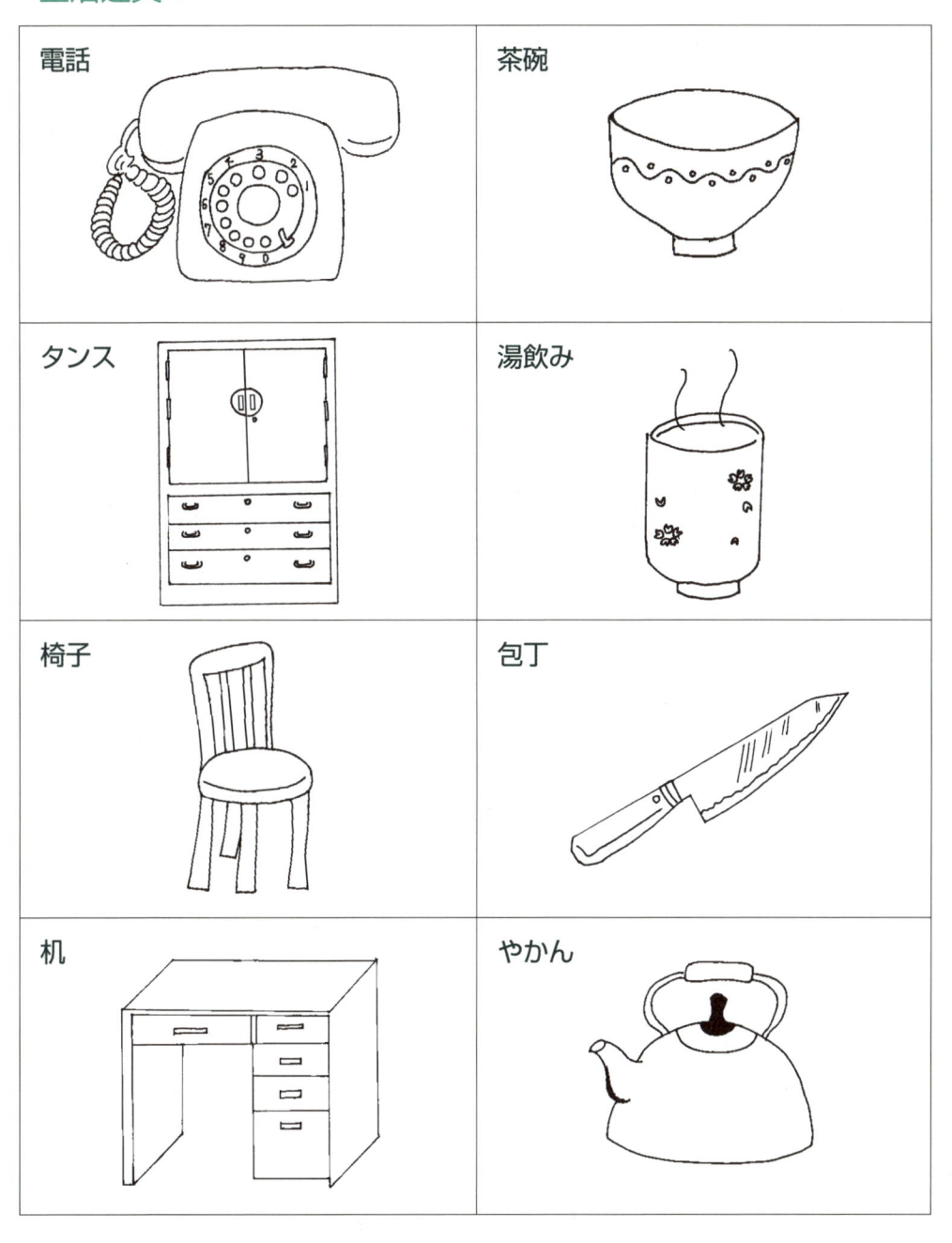

電話	茶碗
タンス	湯飲み
椅子	包丁
机	やかん

生活道具

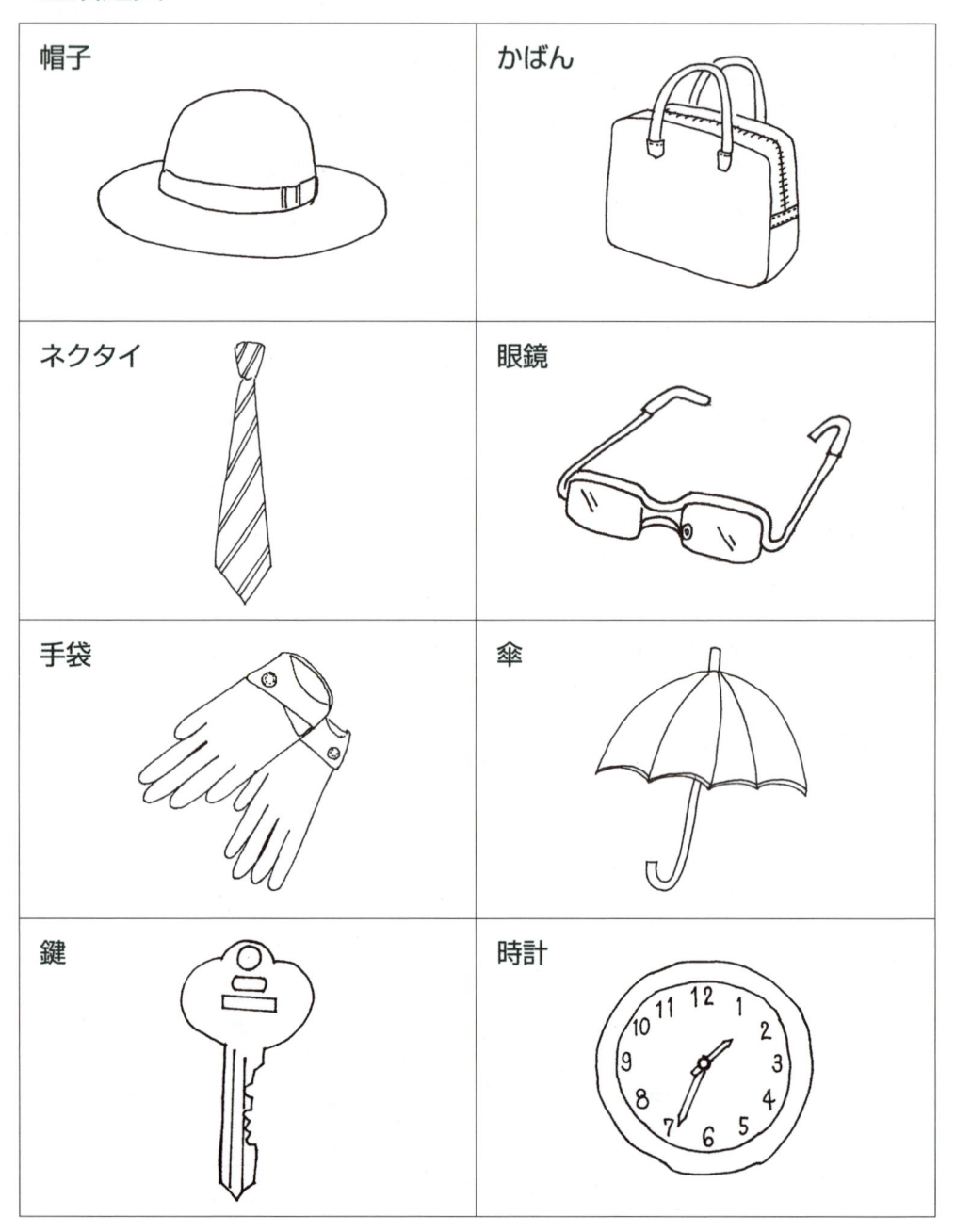

帽子	かばん
ネクタイ	眼鏡
手袋	傘
鍵	時計

言葉の仲間あつめ

言葉には、ひとくくりにできる仲間があります。
同じ仲間の言葉をたくさん思い浮かべることはとても高度な頭の体操です。

＊それぞれ仲間になる言葉を書きましょう。

果物	
動物	
魚	

楽器	
スポーツ	
自由にテーマを考えましょう（　　　）	

Ⅲ　言葉を楽しむ

言葉の仲間はずれ

＊次の中で仲間はずれの漢字はどれですか？　また，その理由を書きましょう。

黒　青　黄　緑　白　赤　海

（　　　　　　　　　　）

鉛　鋼　鉄　金　鏡　銀　銅

（　　　　　　　　　　）

歯　耳　額　足　口　目　鼻

（　　　　　　　　　　）

金　田　火　水　木　日　月

（　　　　　　　　　　）

130　　実践編

紅茶　酒 水 　コーヒー 牛乳　　緑茶 　コーラ （　　　　　　）	父 孫　　弟 　妹 兄　　母 　友 （　　　　　　）
鹿児島 長崎　　大分 　宮崎 沖縄　　福岡 　佐賀 （　　　　　　）	晴 雪　　雨 　雲 雷　　霧 　朝 （　　　　　　）

言葉の共通点

*次の3語のうち，2語には共通点があります。共通点のある語に○をつけ，その共通点を書きましょう。

　　　　　　　　　　　　　　　　　　　　　共通点

1. あさがお，あざらし，あじさい　⇒（　　　　　　　　　）

2. いるか，いかだ，いたち　　　　⇒（　　　　　　　　　）

3. うわぎ，うなぎ，うさぎ　　　　⇒（　　　　　　　　　）

4. えいが，えいご，えいこく　　　⇒（　　　　　　　　　）

5. おみまい，おみこし，おまつり　⇒（　　　　　　　　　）

6. かいがら，かいだん，かいがん　⇒（　　　　　　　　　）

7. きつね，きりん，きりこ　　　　⇒（　　　　　　　　　）

8. くちばし，くちなし，くちびる　⇒（　　　　　　　　　）

9. けむし，けいと，けむり　　　　⇒（　　　　　　　　　）

10. こうえん，こうばん，こうしん　⇒（　　　　　　　　　）

11. さんま，さとう，さわら　　　　⇒（　　　　　　　　　）

12. しんぶん，しんごう，しんじん　⇒（　　　　　　　　　）

13. すいか，すいろ，すもも　　　　⇒（　　　　　　　　　）

14. せんざい，せんだい，せんたく　⇒（　　　　　　　　　）

15. そらまめ，そらいろ，そうめん　⇒（　　　　　　　　　）

言葉の連想

ある言葉を，聴いたり見たりすると，さまざまなことが脳に浮かびます。

同じものを見ても，一人ひとり頭に浮かぶ言葉は違います。

それは，それぞれの経験，好み，脳の活動が異なるからで，それが個性ともいえます。

連想することは，言葉をとおして想像力を広げ，また，他人の言葉を聴いて自分にはない発想を知るという脳の刺激になります。

例えば，「ミドリ」という言葉であなたは何を思い浮かべますか？

緑色？　　人の名？　　葉っぱ？　　信号？　　アオムシ？

100人いたら，100とおりの答えがあるでしょう。

*次の言葉から何が浮かびますか？　最低5つは書いてみましょう。

赤 ⇒ [　　　　　　　　　　　　　　　　　　　　　　　　]

海 ⇒ [　　　　　　　　　　　　　　　　　　　　　　　　]

親 ⇒ [　　　　　　　　　　　　　　　　　　　　　　　　]

*次のように，何人かで，言葉をつなげることもやってみましょう。

白いは ⇒ 砂糖　　　　砂糖は ⇒ 甘い　　　　甘いは ⇒ ？

	⇒		⇒		⇒		⇒

	⇒		⇒		⇒		⇒

Ⅲ　言葉を楽しむ

言葉の連想問題集

桜が春なら、紅葉は（　　　　　　　　　　　）

紙にはハサミ、材木には（　　　　　　　　　　　）

梅干は酸っぱい、飴玉は（　　　　　　　　　　　）

うさぎは速い、亀は（　　　　　　　　　　　）

鉄は重い、羽根は（　　　　　　　　　　　）

救急車は白、消防車は（　　　　　　　　　　　）

笛は吹く、ピアノは（　　　　　　　　　　　）

櫛でとかす、歯ブラシで（　　　　　　　　　　　）

花が咲く、実が（　　　　　　　　　　　）

洗濯機で洗う、ミシンで（　　　　　　　　　　　）

魚は泳ぐ、鳥は（　　　　　　　　　　　）

トンネルを通る、橋を（　　　　　　　　　　　）

稲は田んぼ、野菜は（　　　　　　　　　　　）

火事には消防車、病人には（　　　　　　　　　　　）

布団は押し入れ、洋服は（　　　　　　　　　　　）

着物には草履(ぞうり)、洋服には（　　　　　　　　　　　　）

神社には神様、お寺には（　　　　　　　　　　　　）

蛙はおたまじゃくし、鶏は（　　　　　　　　　　　　）

桃太郎は桃、かぐや姫は（　　　　　　　　　　　　）

羊からは毛糸、蚕からは（　　　　　　　　　　　　）

医者は病院、教師は（　　　　　　　　　　　　）

顔にはおしろい、口には（　　　　　　　　　　　　）

病人には車いす、赤ちゃんには（　　　　　　　　　　　　）

バスには停留所、列車は（　　　　　　　　　　　　）

日本酒は盃、ビールは（　　　　　　　　　　　　）

お正月には餅つき、節分には（　　　　　　　　　　　　）

飛行機は飛行場、船は（　　　　　　　　　　　　）

夏はお中元、暮れは（　　　　　　　　　　　　）

桃の節句はひし餅、端午の節句は（　　　　　　　　　　　　）

水が出るのは井戸、お湯が出るのは（　　　　　　　　　　　　）

Ⅲ　言葉を楽しむ

動詞の想起

漢字一文字から，自由に思い浮かぶ文章を作ってみましょう。

○にはつなぎの文字，カッコの中には動詞を入れましょう。

答えは，一通りでなくいろいろな文を作って頭の体操をしましょう。

例）栗 ○（　　　）⇒ 栗 を（拾 う）

雨 ○（　　　　）
家 ○（　　　　）
海 ○（　　　　）
駅 ○（　　　　）
紙 ○（　　　　）
声 ○（　　　　）
皿 ○（　　　　）
鹿 ○（　　　　）
空 ○（　　　　）
竹 ○（　　　　）
卵 ○（　　　　）
月 ○（　　　　）
鳥 ○（　　　　）
苗 ○（　　　　）

庭 ○（　　　　）
布 ○（　　　　）
猫 ○（　　　　）
橋 ○（　　　　）
船 ○（　　　　）
本 ○（　　　　）
豆 ○（　　　　）
道 ○（　　　　）
麦 ○（　　　　）
森 ○（　　　　）
山 ○（　　　　）
雪 ○（　　　　）
夢 ○（　　　　）
母 ○（　　　　）

特定の目的に必要な物品の想起課題

＊皆で考えて，意見を出しあってみましょう。

【旅行へ出かけるときに準備するもの】

1.	11.
2.	12.
3.	13.
4.	14.
5.	15.
6.	16.
7.	17.
8.	18.
9.	19.
10.	20.

【子どもが小学校へ入学するときにそろえるもの】

1.	11.
2.	12.
3.	13.
4.	14.
5.	15.
6.	16.
7.	17.
8.	18.
9.	19.
10.	20.

＊以上のほかにもテーマを考えて，言葉を考えてみましょう。

対語問題

言葉には、対になって反対の意味を表すものがあります。
*カッコの中に、対になる言葉を入れましょう。

浅い —（　　　　）
暗い —（　　　　）
硬い —（　　　　）
軽い —（　　　　）
広い —（　　　　）
細い —（　　　　）
暑い —（　　　　）
熱い —（　　　　）
厚い —（　　　　）
高い —（　　　　）
近い —（　　　　）
強い —（　　　　）
憎い —（　　　　）
早い —（　　　　）
速い —（　　　　）
広い —（　　　　）

見る —（　　　　）
行く —（　　　　）
話す —（　　　　）
買う —（　　　　）
吹く —（　　　　）
座る —（　　　　）
上る —（　　　　）
着る —（　　　　）
泣く —（　　　　）
寝る —（　　　　）
貸す —（　　　　）
減る —（　　　　）
開く —（　　　　）
笑う —（　　　　）
押す —（　　　　）
太る —（　　　　）

*このほかにも、対になる語を挙げてみましょう。

慣用句

体の部分を使った慣用句

昔から体の部分をたとえに使った言葉がたくさんあります。
「たとえ」とは，想像力を働かせる高度な脳の活動です。
下のカッコの中には，どんな体の部分が入るか考えてみましょう。

> 目　手　口　足　腹　肩　首
> 　鼻　胸　腰　手のひら　膝

① あまりの恥ずかしさに、（　　）から火が出た。

② 悪いことからは、早く（　　）を洗いなさい。

③ 大臣だって、（　　）は災いの元というのは承知だろうに。

④ 彼の態度は、（　　）に据えかねる。

⑤ 孫は、（　　）の中に入れても痛くないというね。

⑥ 久々の山登りで、（　　）が笑った。

⑦ あまりの驚きに、（　　）が抜けた。

⑧ あんな連中とは、（　　）を切らなくちゃいけないよ。

⑨ 借金で、（　　）がまわらない。

⑩ 彼女は、（　　）を返したように冷たくなった。

⑪ ホッとして、（　　）のつかえがおりた。

⑫ 彼もようやく今の場所に、（　　）を落ち着けたようだ。

⑬ そんなことを言ったら、（　　）の先で笑われるよ。

動物の慣用句

古くから，動物もことわざの中にたくさん使われてきました。
最近はあまり聞かないものもありますが，わからないものは辞書を引いて，昔の人の知恵を味わってみましょう。
ここで挙げたもの以外に，どんなものがあるでしょうか？

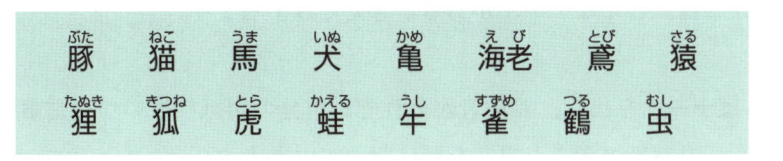

豚　猫　馬　犬　亀　海老　鳶　猿
狸　狐　虎　蛙　牛　雀　鶴　虫

① （　　）も歩けば棒にあたる。
② （　　）の一声で決まった。
③ （　　）百まで踊りを忘れず。
④ （　　）も木から落ちる。
⑤ （　　）に小判、（　　）に真珠。
⑥ （　　）で鯛を釣る。
⑦ （　　）が鷹を生む。
⑧ （　　）の威を借る狐のように威張っている。
⑨ （　　）に耳に念仏だ。
⑩ 井の中の（　　）大海を知らず。
⑪ 一寸の（　　）にも、五分の魂。
⑫ （　　）の手を借りたいほど忙しい。

言葉のビンゴ

1. テーマになる言葉の種類を決め，その名前を思い浮かぶだけ用紙のマス目に書き込みます。
テーマは，野菜・花・木・魚・鳥・山・食べ物・職業・県・苗字・男性の名前・女性の名前・スポーツなど，数個以上の単語が浮かぶものなら何でもよいです。
以上のほかには，どんなテーマがあるか考えてみましょう。

2. 《進行役》はテーマを出し，参加者がそれぞれ自分の用紙に思いつく言葉を書き込み終えたら，進行役の考えた単語を順に言っていきます。

3. 《参加者》は，マス目に書いた言葉が出てきたら印をつけます。マス目の縦・横・斜めに印のついた単語が並んだらビンゴです。あと1つでビンゴのときは，「リーチ」とみんなに知らせます。

【例】

桜	椿	朝顔
百合	すみれ	桃
菊	梅	バラ

ビンゴ用紙

＊テーマに沿った言葉を記入しましょう。

＊16個に挑戦しましょう。

Ⅲ 言葉を楽しむ

記憶と知識をためそう

有名人

＊次の説明を読んで，あてはまる人の名を□□□に書きましょう。

美空 ひばり	長嶋 茂雄	福沢 諭吉
伊藤 博文	樋口 一葉	徳川 家康
野口 英世	豊臣 秀吉	西郷 隆盛

江戸幕府を開いた忍耐の武将。「鳴かぬなら鳴くまで待とう　ほととぎす」	⇒
明治時代の小説家。「たけくらべ」を書いた。五千円札に肖像画が描かれている。	⇒
明治時代の政治家で，初代の内閣総理大臣。	⇒
巨人軍の名選手で背番号3番，脳梗塞の後遺症と戦っている。	⇒
農民から天下統一を果たした戦国時代の武将。幼名は「日吉丸」のち「木下藤吉郎」。	⇒
多くの人に親しまれる名曲をたくさん残した昭和時代の天才的な女性歌手。	⇒
薩摩の人物で新しい時代の幕開けに尽くした。西南戦争の中心人物となった。	⇒
有名な「学問ノススメ」を書き，慶応義塾を作った教育者。	⇒
手の障害を克服し，世界的な医学者となり黄熱病の研究に人生をささげた。	⇒

歴代首相

＊歴代首相名をどれくらい知っていますか？
　首相になった 10 人を選んで名前を書きましょう。

細川　護熙	石原慎太郎	佐藤　榮作
大平　正芳	板垣　退助	三木　武夫
小沢　一郎	田中　角栄	吉田　松陰
安倍晋太郎	二階堂　進	吉田　　茂
橋本龍太郎	田中真紀子	中曽根康弘
坂本　竜馬	菅　　直人	池田　勇人
福田　赳夫	樋口　一葉	勝　　海舟

（　　　　　　　　）　（　　　　　　　　）
（　　　　　　　　）　（　　　　　　　　）
（　　　　　　　　）　（　　　　　　　　）
（　　　　　　　　）　（　　　　　　　　）
（　　　　　　　　）　（　　　　　　　　）
（　　　　　　　　）　（　　　　　　　　）

＊このほかにも知っている首相の名前を書きましょう。

Ⅲ　言葉を楽しむ

会話を楽しむ物知り知識

年齢にかかわる言葉

十五歳　　志学（しがく）

二十歳　　弱冠（じゃっかん）

三十歳　　而立（じりつ）

四十歳　　不惑（ふわく）

五十歳　　知命（ちめい）

六十歳　　還暦（かんれき）

七十歳　　古希（こき）

七十七歳　喜寿（きじゅ）

八十歳　　傘寿（さんじゅ）

八十八歳　米寿（べいじゅ）

九十歳　　卒寿（そつじゅ）

九十九歳　白寿（はくじゅ）

百歳　　　上寿（じょうじゅ）

結婚記念日

五年目	木婚式
十年目	錫婚式
十五年目	水晶婚式
二十年目	磁器婚式
二十五年目	銀婚式
三十年目	真珠婚式
三十五年目	珊瑚婚式
四十年目	ルビー婚式
四十五年目	サファイア婚式
五十年目	金婚式
五十五年目	エメラルド婚式
七十五年目	ダイヤモンド婚式

五行歌を作りましょう

　「五行歌」は，五行で書く詩歌です。
　なぜ五行なのかというと，『日本の詩歌の始まりのころは，自由に歌を詠んでいた。手のひらを広げた形のような五行が，一つの作品として最も落ち着く』と，創始者の草壁焰太先生は言われます。
　五行歌は，ふだんの話し言葉を使って自由に思いをつづるもので，字数や季語などの決まりは一切ありません。
　五行に書くのが決まりといえば決まりですが，四行でも六行でもかまいません。
　五行歌の愛好者は，幼稚園児から100歳近くまで幅広い年齢層になっています。認知症のグループでも取り入れています。
　心の中にさまざまな思いはあっても，長い文を書くのは難しいものです。
　でも，五行ならふっと思いついたときに，そのままの気持ちを残しておくことができます。
　一度言葉を失う失語症になった後，五行歌に出会って表現の喜びを取り戻した方々もあります。
　詩歌などにこれまで縁がなかったという方も，今の思いを五行につづってみませんか？

　　　　できるなら
　　　　言葉の海に
　　　　もぐりたい
　　　　とびっきりの
　　　　宝を探しに

　　　　五行歌は
　　　　三歳から
　　　　百歳まで
　　　　誰でも
　　　　書けます

自然にふれて
言葉も
病気も
あせりも
空の果てに吸い込まれ

お天気が続いて
幸せを感じる
言葉が出る
文章が書ける
幸せを感じる

自然にふれて
言葉も
病気も
あせりも
空の果てに吸い込まれ

お天気が続いて
幸せを感じる
言葉が出る
文章が書ける
幸せを感じる

Ⅲ 言葉を楽しむ

もの言わぬ
満月に
語り始める
ありし日の母の
思い出を

画家になりたい
写真家になりたい
今の景色
感動
とどめておきたい

もの言わぬ
満月に
語り始める
ありし日の母の
思い出を

画家になりたい
写真家になりたい
今の景色
感動
とどめておきたい

III 言葉を楽しむ

Ⅳ 昔の記憶

昔の写真や絵の活用

　遠い記憶を明確に呼び起こすものとして，昔の絵や写真があります。

　熊本市にある介護老人福祉施設天寿園では，昭和5，6年から30年ころの熊本市の繁華街や生活の様子が，広い廊下の壁一面に描かれています。昔の情景を忠実に描いた絵は，忘れていた深い感情を呼び起こすようで，認知症の人が食い入るように絵を眺め，家族との話しが盛り上がる場面もみられます。

　また，熊本日日新聞社では，『ふるさと写真館』として記録写真をデータベース化し，ホームページで見ることができます。

　記憶と情感を呼び起こすものとして，昔の情景画や写真は非常に役立ちます。

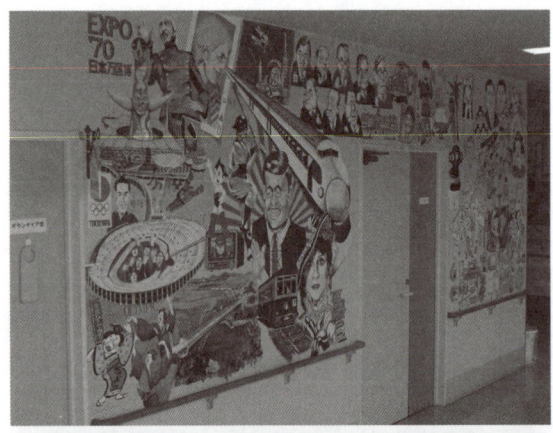

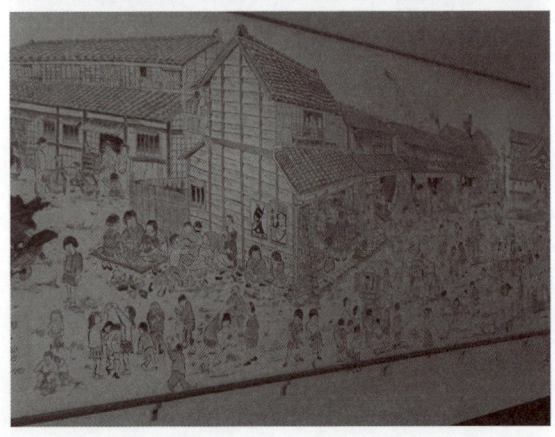

昔の記憶を呼び起こす質問

* お生まれはどこですか?

* 生家の付近の景色はどんなものでしたか?

* 子どものころ,何をして遊びましたか?

* 小学校の名前は覚えていますか?

* よく遊んだ友人の名を言えますか?

* お正月の思い出は何がありますか?

ことわざ 「昔とった杵柄(きねづか)」

　「最近，記憶が…」という人も，若いころに覚えたことは忘れていません。何かのきっかけがあれば，自然に出てくるものです。
　こんな真実をいう「ことわざ」は，ほかにも「三つ子の魂百まで」「雀百まで踊りを忘れず」などがあります。
　若いころの記憶を上手に活用しながら，「好きこそものの上手なれ」というように，好きなことを繰り返すと年齢に関係なく身につきます。

　『論語』に次のような一節があります。
　之(これ)を知る者は　之れを好む者に如(し)かず。
　之(これ)を好む者は　之れを楽しむ者に如(し)かず。
　（知る，好む，楽しむの順に深まる。楽しんで学ぶのが一番強い）。

　脳のこと，言葉のこと，知れば知るほどおもしろくなってくれば，脳年齢は確実に若返ります。
　脳の介護予防は楽しんでできることから始めましょう。

ことわざを声に出して

＊次のことわざの続きは何でしょう？　下に意味も書いてみましょう。

犬も歩けば [　　　　　　　　　　　　　　　　　　　]

論より [　　　　　　　　　　　　　　　　　　　　　]

花より [　　　　　　　　　　　　　　　　　　　　　]

憎まれっ子 [　　　　　　　　　　　　　　　　　　　]

骨折り損の [　　　　　　　　　　　　　　　　　　　]

塵も積もれば [　　　　　　　　　　　　　　　　　　]

濡れ手で [　　　　　　　　　　　　　　　　　　　　]

安物買いの [　　　　　　　　　　　　　　　　　　　]

鬼に [　　　　　　　　　　　　　　　　　　　　　　]

良薬は [　　　　　　　　　　　　　　　　　　　　　]

＊このほかにどんな「ことわざ」がありますか？

「いろはがるた」

昔のお正月といえば,「かるた」は忘れてはならないものでした。
誰でも,一度は耳にしたことのある「いろはがるた」。
昔の人の知恵の言葉が,軽妙なリズムで記憶の隅に残っていることでしょう。
「いろはがるた」を声に出して読み,昔の記憶を呼び起こしましょう。

「いろはがるた」の活用法

＊声に出して読む→文字をなぞる→見て書く→覚えて書く
　意味のわからないものは,調べてみましょう。

い　犬も歩けば棒にあたる　　　犬も歩けば棒にあたる

ろ　論より証拠　　　　　　　　論より証拠

は　花より団子　　　　　　　　花より団子

に　憎まれっ子世にはばかる　　憎まれっ子世にはばかる

ほ　骨折り損のくたびれもうけ　骨折り損のくたびれもうけ

へ　下手の長談義　　　　　　　下手の長談義

と　年寄りの冷や水　　　　　　年寄りの冷や水

ち　ちりも積もれば山となる　　ちりも積もれば山となる

り	律儀者の子沢山	律儀者の子沢山
ぬ	盗人の昼寝	盗人の昼寝
る	瑠璃も玻璃も照らせば光る	瑠璃も玻璃も照らせば光る
を	老いては子に従へ	老いては子に従へ
わ	割れ鍋にとじぶた	割れ鍋にとじぶた
か	蛙の面に水	蛙の面に水
よ	夜目遠目笠のうち	夜目遠目笠のうち
た	旅は道連れ世は情け	旅は道連れ世は情け
れ	良薬は口に苦し	良薬は口に苦し
そ	袖振り合ふも他生の縁	袖振り合ふも他生の縁
つ	月夜に釜をぬく	月夜に釜をぬく
ね	猫に小判	猫に小判
な	泣きっ面に蜂	泣きっ面に蜂

ら	楽あれば苦あり	楽あれば苦あり
む	無理が通れば道理引っ込む	無理が通れば道理引っ込む
う	嘘から出たまこと	嘘から出たまこと
ゐ	芋の煮えたもご存じない	芋の煮えたもご存じない
の	喉元過ぎれば熱さ忘れる	喉元過ぎれば熱さ忘れる
お	鬼に金棒	鬼に金棒
く	臭いものにふた	臭いものにふた
や	安物買いの銭失い	安物買いの銭失い
ま	負けるは勝ち	負けるは勝ち
け	芸は身を助ける	芸は身を助ける
ふ	文はやりたし書く手は持たず	文はやりたし書く手は持たず
こ	子は三界の首かせ	子は三界の首かせ
え	得手に帆をあげ	得手に帆をあげ

て	亭主の好きな赤烏帽子	亭主の好きな赤烏帽子
あ	頭隠して尻隠さず	頭隠して尻隠さず
さ	三遍まわって煙草にしよう	三遍まわって煙草にしよう
き	聞いて極楽見て地獄	聞いて極楽見て地獄
ゆ	油断大敵	油断大敵
め	目の上のたんこぶ	目の上のたんこぶ
み	身から出たさび	身から出たさび
し	知らぬが仏	知らぬが仏
ゑ	縁は異なもの	縁は異なもの
ひ	貧乏ひまなし	貧乏ひまなし
も	門前の小僧習わぬ経を読む	門前の小僧習わぬ経を読む
せ	背に腹はかえられぬ	背に腹はかえられぬ
す	雀百まで踊り忘れぬ	雀百まで踊り忘れぬ

言葉と絵で伝える「昔の道具」

　よく知っていることでも，あらためて言葉で説明するとなると案外難しいものです。

　説明のコツは，形，大きさ，材質，使い方などを具体的に述べることです。身振りや絵を加えると格段に伝わりやすくなります。

　子どもたちに教えるつもりで，昔の道具を言葉と絵でやさしく説明してみましょう。

かまど
【説明】　　　　　　　　　　【絵】

五右衛門風呂
【説明】　　　　　　　　　　【絵】

くわ（鍬）
【説明】　　　　　　　　　　【絵】

いろり（囲炉裏）
【説明】　　　　　　　　　　【絵】

もんぺ
【説明】　　　　　　　　　　【絵】

Ⅴ 注意と記憶

注意力と記憶力を高める 絵カード神経衰弱

認知機能の中心は，注意力と記憶力です。
これを活性化するために，記憶ゲームをしましょう。
トランプの神経衰弱は，記号だけなので記憶するのに苦労します。
そこで，絵カードを利用した神経衰弱をしましょう。

準備：
p122〜128の塗り絵単語カードをコピーして，2枚1組の絵カードを作ります。絵に色を塗り，厚紙に張るか，パウチ加工（フィルムで覆う）します。2枚1組のカードができたら，必要な組数（20〜30組）を用意します。

使い方：
① カードの準備ができたら，すべてのカードを裏返します。
② じゃんけんで順番を決めます。
③ 神経衰弱の要領でカードを2枚ずつあけ，同じ絵が当たれば自分のものです。
④ 一人勝ちにならないように，一組取ったら次の人に移ります。
⑤ あけたカードは，全員に見えるように一度，机に置きましょう。
⑥ 当たらなかったら，元の場所に戻します。

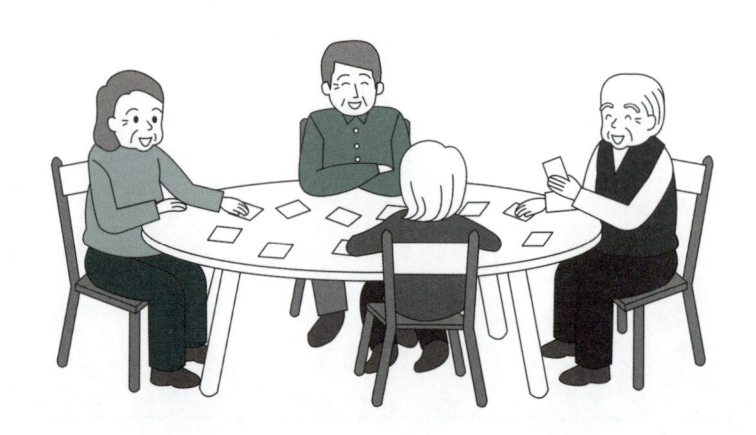

数の認識　注意と集中の練習・発音の練習

　進化の歴史上，数の認識は言葉よりも古いとみられています。

　昔は「読み，書き，そろばん」が，勉強の基本とされていました。今の時代，電卓やパソコンの登場で，数の大切さが忘れられがちです。

　東北大学の川島隆太教授の研究では，コンピュータゲームをしているときより計算をしているときのほうが，脳の血流が増えることが明らかになっています。

　数を順番に数えるだけでも脳の血流量は増えることがわかっています。できるだけ，早く，はっきりと声に出して数を言いましょう。

【数唱】

①1から100まで，声に出して言ってみましょう。

②何秒かかったか記録します。

月　　　日	月　　　日	月　　　日	月　　　日	月　　　日
秒	秒	秒	秒	秒

【数字のなぞり】

①数字の形と指先に注意を向けながら丁寧になぞりましょう。

②何秒かかったか記録します。

月　　　日	月　　　日	月　　　日	月　　　日	月　　　日
秒	秒	秒	秒	秒

【数書】

①1から100まで，マス目に書き込みましょう。

②何秒かかったか記録します。

月　　　日	月　　　日	月　　　日	月　　　日	月　　　日
秒	秒	秒	秒	秒

【応用】

　楽にできる人は，数唱，数書を100から逆に行いましょう。

数字のなぞり練習

＊1から100までの数字をなぞってみましょう。

1	2	3	4	5	6	7	8	9	10
11	12	13	14	15	16	17	18	19	20
21	22	23	24	25	26	27	28	29	30
31	32	33	34	35	36	37	38	39	40
41	42	43	44	45	46	47	48	49	50
51	52	53	54	55	56	57	58	59	60
61	62	63	64	65	66	67	68	69	70
71	72	73	74	75	76	77	78	79	80
81	82	83	84	85	86	87	88	89	90
91	92	93	94	95	96	97	98	99	100

数書の練習

* 1 から 100 までの数字を書いてみましょう。

数字の想起

＊□ に合う数字を入れましょう。

　　　　　　　　　　　　　　　月　　　日　　　曜日

① 1 － 3 － 5 － □ － 9 － 11 － □

② 2 － □ － 6 － 8 － □ － 12 － 14

③ 3 － 5 － □ － 9 － 11 － □ － 15

④ □ － 8 － 10 － 12 － 14 － 16 － □

⑤ 7 － □ － 11 － 13 － 15 － □ － 19

⑥ □ － 10 － 12 － 14 － □ － 18 － 20

⑦ 10 － 12 － □ － 16 － 18 － □ － 22

⑧ 15 － □ － 19 － 21 － □ － 25 － 27

⑨ 8 － 10 － □ － 14 － □ － 18 － 20

⑩ □ － 15 － 17 － □ － 21 － 23 － 25

　　　　　　　　　　　　　月　　　日　　　曜日

① 13 － 11 － 9 － □ － 5 － 3 － □

② 16 － □ － 12 － 10 － □ － 6 － 4

③ 15 － 13 － □ － 9 － 7 － □ － 3

④ □ － 18 － 16 － 14 － 12 － 10 － □

⑤ 17 － □ － 13 － 11 － 9 － □ － 5

⑥ □ － 20 － 18 － 16 － □ － 12 － 10

⑦ 21 － 19 － □ － 15 － 13 － □ － 9

⑧ 26 － □ － 22 － 20 － □ － 16 － 14

⑨ 23 － 21 － □ － 17 － □ － 13 － 11

⑩ □ － 22 － 20 － □ － 16 － 14 － 12

計算課題

　　　　　　　　　　　　　月　　　日　　　曜日

+	7	2	6	4	0	1	3	9	8	5
6										
9										
3										
5										
1										
4										
0										
7										
2										
8										

＊時間を測って，速さと正確さの変化をみましょう。
　1回目□分
　2回目□分
　3回目□分

＊数の並びを変えたものを自分でも作ってみましょう。

_____ 月　　　日　　　曜日

×	3	5	2	4	6
2					
4					
5					
7					
8					

＋	15	22	26	42	28
27					
34					
45					
53					
61					

地図の楽しみ「記憶と右脳」

地図は，空間をつかさどる右脳を刺激します。
地名を聞いて，その場所を頭に浮かべて，記憶を活性化しましょう。
まずは自分の周りから，日本の地図を見てみましょう。

＊あなたの住む地方は？　　　　　　　　地方

＊その地方にはどんな県がありますか？

＊それぞれの県の名物は何ですか？

県　名	名　　物

＊ほかの地方についても書いてみましょう。

日本地図を楽しもう

1. 親しい人が住んでいるところを赤色で塗りましょう。

2. 行ったことのあるところを青色で塗りましょう。

3. 行ってみたいところを黄色で塗りましょう。

4. 地図の主なところに県名を書いてみましょう（p98～99の県名を参考にしましょう）。

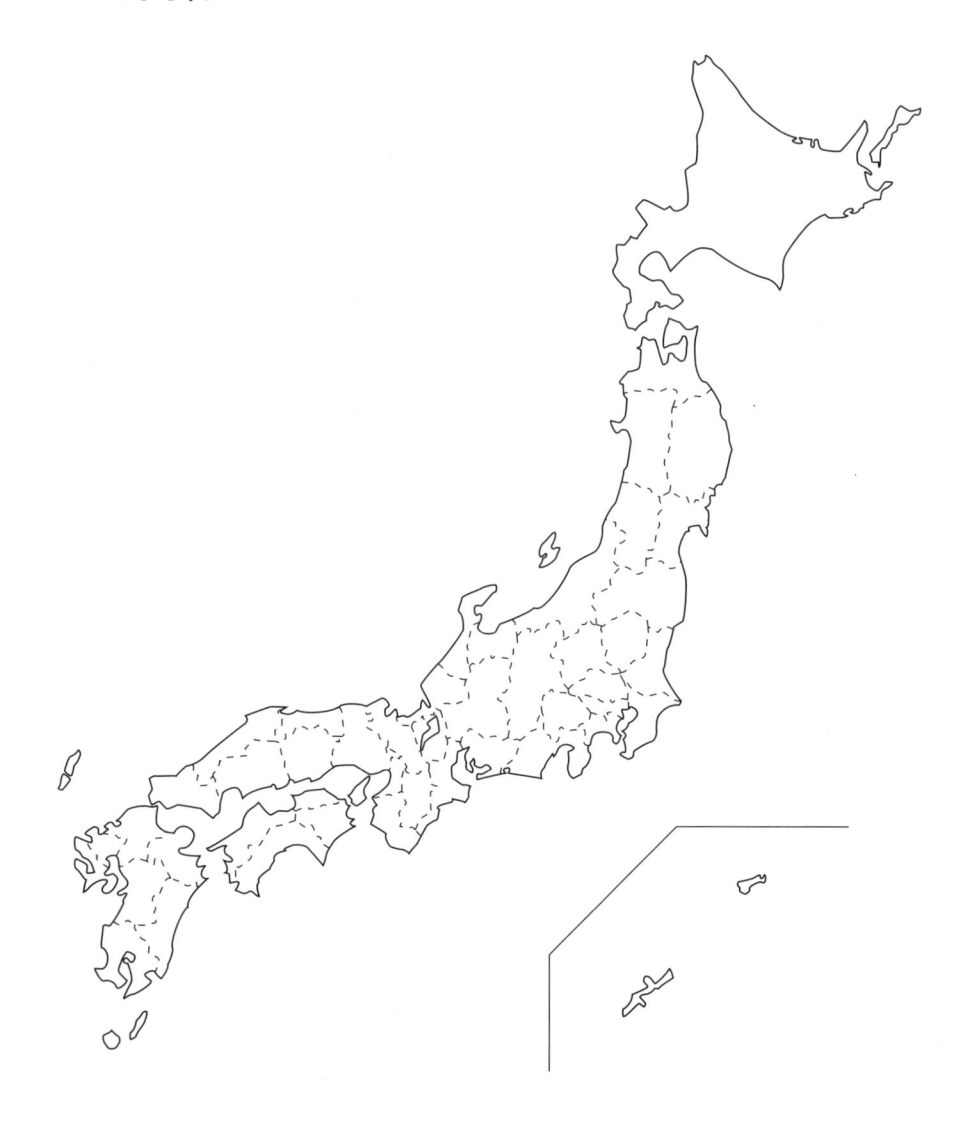

囲碁ポン抜きゲーム

　囲碁は難しいというイメージがありますが，一度ルールを覚えるとおもしろいゲームです。囲碁は「手談」ともいわれ，白と黒の石を交互に打つうちに，相手の気持ちもわかってくるものです。

　囲碁のルールの基本中の基本だけを使う「ポン抜きゲーム」は，簡単ですが注意力を高め右脳の活性化に最適です。

　囲碁のプロ棋士安田泰敏氏九段は，幼児や障害をもつ人たちに，囲碁のおもしろさを伝えようとボランティアで「囲碁ポン抜きゲーム」を教えています。一度，安田プロの認知症のグループホーム訪問に同行したところ，医師からは入所者の方々にゲームは無理だろうと言われていましたが，いつものように指導されました。その後，入所者チームと職員チームで対戦したところ，入所者チームが勝利するという奇跡的な場面を目のあたりにしました。

〔安田泰敏（編・著）：ふれあいの囲碁ゲーム―だれでもできるポン抜きゲーム．図書文化社，2000〕

ポン抜きゲームのルール

　道具はふつうの碁盤でもいいし，紙で九路盤を作ってもいいです。
　ボランティアの方に布でマス目の碁盤とお手玉の碁石を作ってもらったこともあります。

＊ルールは３つだけです。

1．黒石から始め，白石と交代で１つずつ打ちます。

2．石は碁盤の線の交差点に置きます。

3．相手の石の四方を囲んで取ったほうが勝ちです。

Ⅵ 発声と嚥下のための体操

姿勢と呼吸の基本練習

① 椅子に深く腰かけ，足の裏をしっかり床につけます。
② 背もたれから，体を離して腰を伸ばします。
③ 手を大きく上げて，背筋を伸ばします。
　2，3回手を大きく上げ下げして，上半身の血行を促しましょう。
④ 両肩に力を入れて上げた後，「ストン」と落としてリラックスしましょう。
⑤ 首を前後・左右に，無理のない範囲で動かしましょう。
⑥ おなかに手をあてて，大きく息を吐きましょう。
　十分に息を出すと，あとは自然に空気が入ってきます。
⑦ 数回深呼吸したあと，「アー」とできるだけ長く声を出しつづけましょう。
　男性15秒，女性10秒以上が目安です。

口の体操

① 口を大きく「開ける－閉じる」を繰り返しましょう。
② 口唇を「突き出す－横に引く」を繰り返しましょう。
③ 口をしっかり閉じて，頬をふくらませましょう。
④ 「頬をふくらます－すぼめる」を交互に繰り返しましょう。
⑤ 舌の先で頬を押す運動を左右交互に繰り返しましょう。
⑥ 舌を「出す－引く」をできるだけ大きい動きで繰り返しましょう。
　舌を大きく動かすことで，のどの奥の筋肉も動きます。
⑦ 舌の上下運動として，舌先で「舌打ち音」を出してみましょう。

発声練習

① ア（口を大きく開く）－オ（口を丸める）を交互に，アオ・アオ・アオ…。
② イ（口を横に引く）－ウ（口を突き出す）を交互に，イウ・イウ・イウ…。
③ パ（口唇を大きく開けながら），パパパパパ…。
④ タ（舌先をしっかり動かして），タタタタタ…。
⑤ カ（口を大きく開けて，のどの奥から），カカカカカ…。
⑥ ラ（舌先を上の歯につけるように），ラララララ…。
⑦ 音をつなげて，パタカ・パタカ・パタカ…。
　　　　　　　パタカラ・パタカラ・パタカラ…。
⑧ そのほか，自由に音を選んで練習しましょう。

嚥下と発声は同じ器官を使っているため，嚥下障害と発音障害は重複することがあります。
嚥下（飲み込み）の機能を高めるために発音の訓練が重要になってきます。

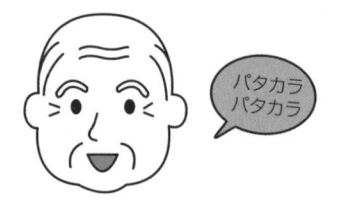

パタカラ パタカラ

嚥下（飲み込み）のための基礎練習

基礎練習

【首の体操】

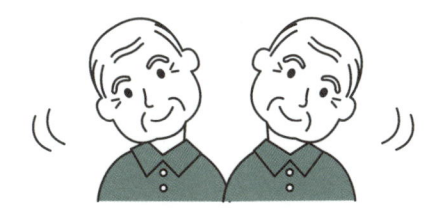

首を前後・左右に。

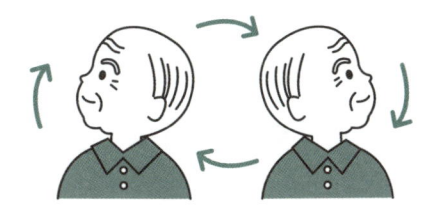

首をまわす。

【口唇の体操】

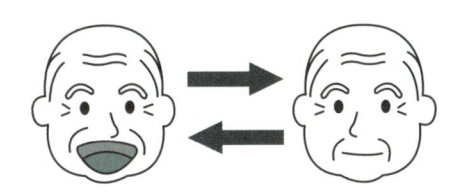

口を大きく開け，ぱっと閉じます。

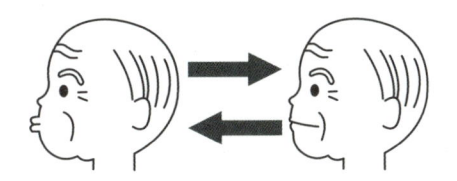

突出（「ウー」の口）と横引き（「イー」の口）
「ウー」の口でできるだけ前に突き出し，次に「イー」の口でできるだけ左右に引くことを繰り返します。

【頬の体操】

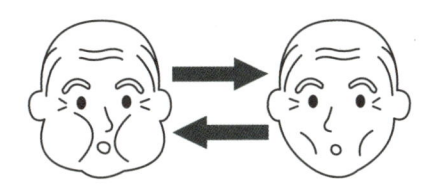

頬をできるだけふくらませる，すぼめるを繰り返します。

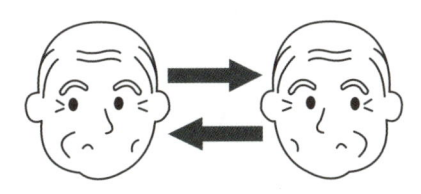

舌の先で口の中から右の頬を押し，次に左の頬を押すことを繰り返します。

【舌の体操】

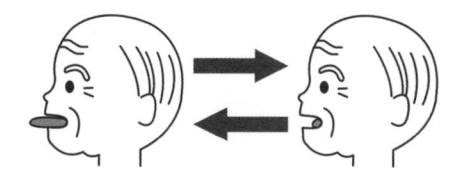

口を開け舌を前方に突き出す，引っこめるを繰り返します。

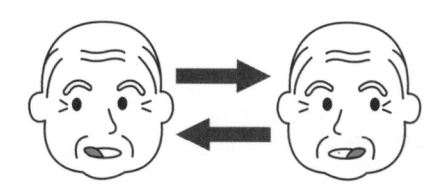

舌で左右の口角（口唇の端）をなめます。

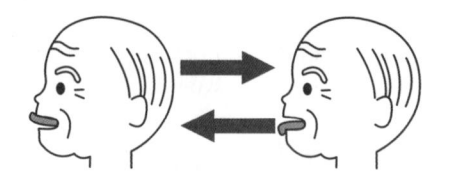

舌で上と下の口唇をなめます。

応用練習

【軟口蓋運動の向上のために】

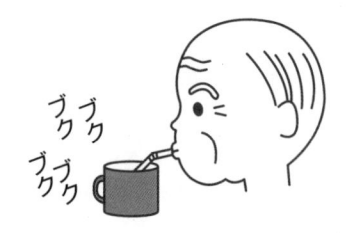

ストローでコップの水をブクブク吹きます。

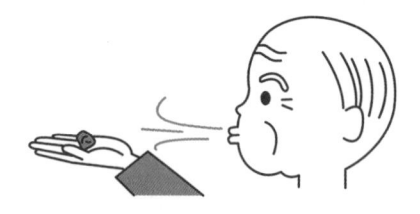

紙を丸めて遠くへ吹き飛ばします。

【噛む力の向上のために】

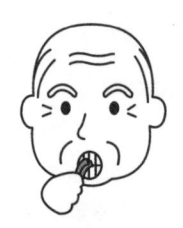

するめやコンブ，ガムを噛みます。嚥下障害のある人はガーゼに包んで行うと安心です。

【舌の力の向上のために】

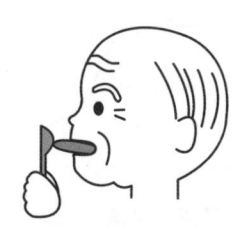

スプーンを舌の先で強く押します（スプーンは舌で押されないようにしっかり持ちます）。

顔面のアイスマッサージ

目的：
頸部，口唇の緊張緩和，流涎減少。

物品：
氷を布で包むか，保冷パックを冷凍させたものを使用します。

方法：
下顎，耳下，口唇周囲を1カ所5～6回，10～15秒，すばやく軽いタッチで行います。
食前に5～10分程度実施します。

部位：
① 後頸部から後頭部（首の後ろから頭の上のほうへ）
② 後頸部から左右の側頸部（首の後ろから耳の後ろへ）
③ 前頸部の喉頭から下顎（喉仏から上へ）
④ 喉頭部（喉仏）
⑤ 舌下腺部から顎下腺部（顎の下から耳の下へ）
⑥ 頬部（頬の部分を下から上へ）
⑦ 口輪筋（口唇の周りの筋肉を丸く輪を描くように）
⑧ 上下口唇（下口唇を下から上へ，上口唇では上から下へ）
⑨ 軟口蓋（口の天井の柔らかい部分）

脳活動記録表の使い方

　このテキストは，いつまでも若々しい頭脳と体を維持したいと願う方々を対象としています。

　頭でわかる知識も大切ですが，それよりも五感を使い脳を活動させる日々の実践がさらに重要です。

「維持は力なり」といいますが，続けるためのコツがあります。

1. ほどほどの目標—高すぎず，低すぎず，ちょっと手を伸ばせば届く高さ
2. ほどほどの量　—難しすぎず，易しすぎず，負担にならない量
3. 仲間を作る　—同じ志の仲間は継続を助けるばかりでなく，効果を倍増します
4. 記録を残す　—寝る前に毎日の活動を記録することで日々のリズムを作りましょう

右の表を活用して1カ月の記録をつけましょう。

基本的な手順として，

① その日の日付，天気を確認して記入します。
② 顔の体操・言葉の練習をしたことを記入します。
③ 記録をつけることで1日を振り返ることができます。快調にできたら◎，まあ良かったら○，ちょっと足りなかったら△をつけます。できなかったときは×をつけないで，力を充電中ということで∞（無限大）の印をつけておきましょう。
④ 翌日の予定を立ててみましょう。
⑤ 月半ば以降には，翌月の楽しい計画を立てましょう。

「継続は力なり」
「千里の道も一歩から」
「塵も積もれば山となる」

昔から，「日々の小さな積み重ねが大事」とは繰り返しいわれていますね。

介護予防も，毎日少しずつ確実に続けましょう。

脳活動記録表

_____年　　月　　　　　　　　氏名_____

◎快調　○良好　△少々　∞充電中

日付	曜日	天気	顔の体操	言葉の練習	今日の脳活動記録
(例)		晴れ	◎朝昼夕	○ことわざ	新聞の切抜きをした。
1					
2					
3					
4					
5					
6					
7					
8					
9					
10					
11					
12					
13					
14					
15					
16					
17					
18					
19					
20					
21					
22					
23					
24					
25					
26					
27					
28					
29					
30					
31					
合計			◎：　　個・○：　　個・△：　　個		

参考文献

1) 毛束真知子：絵でわかる言語障害．学習研究社，2002
2) 小薗真知子：失語症―そして笑顔の明日へ．熊本日日新聞社，2004
3) 財団法人日本口腔保健協会（監修）：介護のための口腔保健マニュアル．医歯薬出版，1996
4) 昇　幹夫：笑いは心と脳の処方せん―ユーモアから学ぶ健康学．リヨン社，1995
5) 平澤哲哉：失語症の在宅訪問ケア．雲母書房，2005
6) 宮本健作（編・著），小薗真知子，今田秀生：聴覚・言語・嚥下の基礎と障害―リハビリから福祉まで．ブレーン出版，2005
7) 森岡　周：リハビリテーションのための認知科学入門．協同医書出版社，2006
8) ハインズ DM：脳卒中のあと私は･･･もの言えぬ私からの 100 の伝言．産調出版，2005
9) 岩田　誠（監）：図解雑学・脳の仕組み 第 3 版．ナツメ社，2006
10) 平澤哲哉：失語症者，言語聴覚士になる―ことばを失った人は何を求めているのか．雲母書房，2003
11) 杉下守弘（編・著），高山吉弘，逸見　功，広実真弓：ワークシート式失語症言語訓練講座．三輪書店，2003
12) 小嶋知幸：失語症の障害メカニズムと訓練法 改訂第 2 版．新興医学出版社，2005
13) 池谷裕二，糸井重里：海馬―脳は疲れない．朝日出版社，2002
14) 山永裕明（監），野尻晋一：リハビリテーションからみた介護技術．中央法規出版，2006
15) 池谷裕二（監），夏谷隆治：もの忘れを防ぐ，記憶力を伸ばす―脳の力の鍛え方．三修社，2005
16) 田川皓一，佐藤睦子（編・著）：神経心理学を理解するための 10 章．新興医学出版社，2004
17) 中島恵子：やってみよう！　記憶のリハビリ―理解できる高次脳機能障害．ゴマブックス，2003
18) 山鳥　重：記憶の神経心理学．医学書院，2002
19) 茂木健一郎（監），富永裕久：目からウロコの脳科学．PHP 研究所，2006
20) 茂木健一郎：心を生みだす脳のシステム―「私」というミステリー．日本放送出版協会，2001
21) 野坂礼子：笑顔セラピー．KK ベストセラーズ，2001
22) 藤島一郎：脳卒中の摂食・嚥下障害 2 版．医歯薬出版，1998
23) 聖隷三方原病院嚥下チーム：嚥下障害ポケットマニュアル 第 2 版．医歯薬出版，2003
24) 草壁焔太：五行歌入門．東京堂出版，2001

【著者略歴】

小薗真知子
（こぞのまちこ）

1976年　熊本大学教育学部特別教科看護教員養成課程卒業
1977年　大阪教育大学特殊教育特別専攻科言語障害児教育修了
1984年　United States International University（Communication）修士課程修了
1979年〜1982年　熊本大学教育学部助手
1984年〜2003年　熊本託麻台病院言語聴覚療法科勤務
2003年〜2010年　熊本機能病院総合リハビリテーションセンター言語聴覚療法課課長
1999年〜2010年　九州看護福祉大学非常勤講師（言語療法論）
2005年〜2008年　福岡歯科大学非常勤講師
2011年　熊本県立大学文学部非常勤講師
2011年〜　熊本保健科学大学リハビリテーション学科言語聴覚学専攻教授

【主な論文・著書】
・失語症者に対する「絵手紙」指導の試み．聴能言語学研究　14（2）：65-71，1997
・ある失語症患者の妻の手記の分析：STは家族指導において何を考慮すべきか．聴能言語学研究　16（2）：88-92，1999
・脳卒中後の10年25事例：70歳で発病後3冊の本を書いた失語症者の15年の記録．日本リハビリテーション病院・施設協会（編），三輪書店，pp120-125，2002
・失語症者の表現を助ける五行歌の可能性．聴能言語学研究　19（2）：87-92，2002
・失語症—そして笑顔の明日へ．熊本日日新聞出版，2004
・聴覚・言語・嚥下の基礎と障害—リハビリから福祉まで—．宮本健作（編著），ブレーン出版，pp252-369，2005
・高次脳機能障害を伴う失語症例のインスリン自己注射の獲得過程．高次脳研究　26（2）：180-188，2006
・《改訂版》回復期リハビリテーション病棟．医療法人社団熊本機能病院（編著），日本医療企画，pp110-113，2008
・言葉が失われるということ．熊本県立大学文学部研究誌「文彩」　4：143-148，2008
・全盲で失語症を呈した症例に対するコミュニケーション援助．森田佳代，井上理恵子，小薗真知子，三浦真弓．言語聴覚研究　5（3）：135-142，2008
・標準言語障害学シリーズ　失語症学．藤田郁代（監修），医学書院，pp282-286，2009
・脳卒中の再発を防ぐ—知っておきたいQ&A76．橋本洋一郎他（編著），南山堂，pp192-193，2009
・認知症介護と嚥下障害の予防・嚥下障害への対応．老年精神医学雑誌　20（12）：1387-1392，2009

介護予防のための認知と嚥下の練習帳

発　　行　2008年5月25日　第1版第1刷
　　　　　2012年2月25日　第1版第2刷Ⓒ
著　　者　小薗真知子
発行者　青山　智
発行所　株式会社 三輪書店
　　　　〒113-0033　東京都文京区本郷6-17-9　本郷綱ビル
　　　　☎ 03-3816-7796　FAX 03-3816-7756
　　　　http://www.miwapubl.com
印刷所　三報社印刷 株式会社

本書の内容の無断複写・複製・転載は，著作権・出版権の侵害となることがありますのでご注意ください．

ISBN 978-4-89590-301-1　C 3047

JCOPY ＜（社）出版者著作権管理機構 委託出版物＞

本書の無断複写は著作権法上での例外を除き禁じられています．複写される場合は，そのつど事前に，（社）出版者著作権管理機構（電話 03-3513-6969，FAX 03-3513-6979，e-mail: info@jcopy.or.jp）の許諾を得てください．

■認知症の方をその人らしく支えるケアの決定版！

認知症の人のこころを紡ぐケア

谷川 良博（東郷外科デイケア）

　認知症の方のこころに届くケアは可能なのか？ 認知症の方の言動や行動を、その方のこころに沿って理解することは果たして可能なのか？

　本書では、いかに認知症となった方々の心に寄り添ったケアが可能となるのか、14本のケースを通して具体的に紹介する。それぞれ、性格も、歩んできた人生も、おかれている状況も違う認知症の方たち。そのこころの言葉をどのようにして聴き、それをどのように認知症のケアに生かすのか。

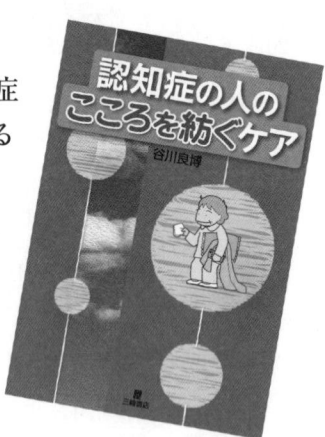

　作業療法士としての豊富な臨床経験から描かれる各ケースでのアプローチは、認知症のリハ、ケア、介護の現場で悪戦苦闘する各職種、それに認知症者を家族で抱える方々にとって必読である。

　認知症になっても、こころは失われていない！ 感情は失われていない！ そこに気づけば認知症の人を「その人らしく」支えることができる！ それを、本書は気づかせてくれる。

■ 主な内容 ■

- ケース1：帰宅願望が強いキヨさん
- ケース2：いつも眠っているトメさん
- ケース3：すべての誘いを断るフミ子さん
- ケース4：レクリエーションの誘いを断るフミ子さん
- ケース5：「物盗られ」問題が暴力に発展したキヌさん
- ケース6：拘束を受けていたアキさん
- ケース7：なじみの物が増えることで混乱を増したサツキさん
- ケース8：夜眠らないフシさん
- ケース9：デイサービスに来るとすぐ帰りたくなる実さん
- ケース10：実さんの苦悩
- ケース11：虐待を受けていたサキさん（1）
- ケース12：虐待を受けていたサキさん（2）
- ケース13：おとなしい貞子さん
- ケース14：「徘徊」と「盗癖」が続くモトさん

● 定価2,100円（本体2,000円+税5％） 四六 頁108 2008年 ISBN 978-4-89590-292-2

お求めの三輪書店の出版物が小売書店にない場合は、その書店にご注文ください。お急ぎの場合は直接小社に。

〒113-0033
東京都文京区本郷6-17-9 本郷綱ビル

三輪書店

編集 ☎03-3816-7796　FAX 03-3816-7756
販売 ☎03-6801-8357　FAX 03-3816-8762
ホームページ：http://www.miwapubl.com